Radhika Grover
Uma Mayoor Prabhu

Implantes em maxilas e mandíbulas atróficas maxila e mandíbula atróficas

Radhika Grover
Uma Mayoor Prabhu

Implantes em maxilas e mandíbulas atróficas maxila e mandíbula atróficas

ScienciaScripts

Imprint

Cover image: www.ingimage.com

This book is a translation from the original published under ISBN 978-620-8-11926-3.

Publisher:
Sciencia Scripts
is a trademark of
Dodo Books Indian Ocean Ltd. and OmniScriptum S.R.L publishing group

120 High Road, East Finchley, London, N2 9ED, United Kingdom
Str. Armeneasca 28/1, office 1, Chisinau MD-2012, Republic of Moldova, Europe
Printed at: see last page
ISBN: 978-620-8-35133-5

Conteúdo

CAPÍTULO 1

INTRODUÇÃO

A implantologia é um ramo distinto da medicina dentária que se ocupa da reabilitação de arcadas edêntulas de uma forma idealista, independentemente da atrofia ou lesão do sistema estomatognático. [(1)]

A evolução da implantologia dentária tem ocorrido de inúmeras formas desde as últimas décadas e também tem ganho uma grande procura no campo da restauração dentária.

No entanto, uma maior devastação dos tecidos orais conduzirá definitivamente a dificuldades na gestão do resultado destes casos. No entanto, tem-se verificado um aumento significativo da adesão dos pacientes à opção de tratamento com próteses suportadas por osseointegração. [(2)]

A restauração da arcada edêntula com a utilização de implantes tem um certo grau de sucesso previsível. No entanto, para efetuar uma cirurgia de implantes sem complicações e com boa afluência, o requisito essencial é a existência de osso suficiente, ou seja, um mínimo de 13-15 mm de comprimento e 5-7 mm de largura. Se este critério não for cumprido, os implantes convencionais poderão não ser muito bem sucedidos.[(1), (2)]

O planeamento do tratamento para a colocação de implantes nestes casos torna-se robusto, ou seja, é necessário considerar a restauração das dimensões alveolares perdidas para obter um resultado bem sucedido previsível do tratamento.

As opções de tratamento para a reabilitação com implantes de rebordos atróficos podem ser classificadas em duas categorias:

1. Aumento do defeito ósseo.
2. Desenhos de implantes modificados para condições específicas. [(3)]

O objetivo do aumento de tecido duro é proporcionar uma base para a colocação ideal do implante e também apoiar o tecido mole para uma estética óptima. Ao longo dos anos, surgiram vários procedimentos e materiais de aumento para aumentar as cristas ósseas deficientes. [(3)]

O aumento dos defeitos ósseos é efectuado em conjunto com a colocação do implante ou durante uma intervenção cirúrgica antes da colocação do implante (abordagem faseada).

A abordagem faseada é principalmente o tratamento de eleição em situações com grandes defeitos ósseos, em que a estabilidade primária dos implantes na posição protética desejada é questionável.

Os procedimentos de aumento ósseo utilizados em implantologia dentária incluem:

- Reconstrução de enxertos,
- GBR,
- Elevação do assoalho do seio maxilar,
- Osteogénese de distração alveolar. (3)

Estes procedimentos envolvem enxertos alveolares inlay ou onlay, reposicionamento do nervo, elevação do seio maxilar e até mesmo elevação nasal, sem os quais o

tratamento com implantes convencionais pode não ser muito bem sucedido.
Estes procedimentos cirúrgicos extensos também têm as suas próprias indicações e contra-indicações.

Através da revisão da literatura, é também evidente que as taxas de sobrevivência dos implantes colocados em maxilares reconstruídos são inferiores às dos implantes colocados em osso nativo.[3] [4]

Para evitar estes procedimentos, a outra opção viável para a substituição em maxilares atróficos é alterar o desenho do implante.[2]

Ao longo de décadas, foram introduzidos muitos desenhos de implantes para ultrapassar as dificuldades de tratamento dos implantes nos maxilares atróficos.

Estes não só trouxeram uma nova revolução ao campo da implantologia dentária, como também ajudaram os dentistas a seguir uma abordagem centrada no doente, permitindo que o dentista escolha um plano de tratamento adequado para cada indivíduo com base no estado dos seus maxilares.

Os vários modelos de implantes modificados para estas condições são os seguintes:

Desenhos de implantes modificados Maxila atrófica

a. Implantes zigomáticos
b. Implantes pterigóides
c. Implantes inclinados
d. Implantes curtos
e. Implantes de tuberosidade

Designs de implantes modificados para mandíbula atrófica

a. Implantes curtos
b. Implantes inclinados
c. Implantes basais
d. Implantes subperiosteais

Esta dissertação da biblioteca abordará em pormenor cada um dos desenhos de implantes modificados para maxilas e mandíbulas atróficas.

CAPÍTULO 2

REVISÃO DA LITERATURA

R. Bruce Martin, David B. Burr (1982)[90] ,apresentaram uma teoria que descreve os mecanismos pelos quais o stress repetitivo inicia a remodelação do osso compacto. A teoria baseava-se na observação de que a estrutura lamelar dos osteões prende e aprisiona as microfissuras produzidas por cargas cíclicas. Além disso, afirmava que a descolagem de um ósteon por uma fissura pode produzir alterações na parede do canal de Haversian adjacente à fissura, o que dá início a um novo ósteon secundário. A reparação de áreas danificadas por osteões secundários impede a acumulação de microdanos devido a cargas repetitivas e protege o osso compacto da falha por fadiga.

Branemark PI, Adell R, Albrektsson T et al (1984)[18] , efectuaram um estudo experimental e clínico de implantes osseointegrados que penetram na cavidade nasal e no seio maxilar. Neste estudo, os implantes foram inseridos no maxilar superior de três cães de forma a penetrarem na parede óssea da cavidade nasal, e os tecidos duros e moles em redor dos implantes penetrantes foram analisados um ano depois. Os exames radiográficos e histológicos não revelaram sinais de reação adversa dos tecidos e observou-se que os implantes estavam todos integrados no osso sem formação de tecido fibroso na interface. Um total de 139 implantes, que perfuraram o osso do seio ou da cavidade nasal, foram inseridos nos maxilares superiores de 101 pacientes. Quarenta e quatro implantes de penetração sinusal e 47 implantes de penetração nasal foram observados durante cinco a dez anos. As taxas de sucesso foram de 70% e 72%, respetivamente. Para 25 implantes de penetração sinusal e 23 implantes de penetração nasal que foram observados durante dois a cinco anos, as taxas de sucesso foram de 88% e
96%, respetivamente. As perdas de implantes em quase todos os casos clínicos ocorreram durante os primeiros dois anos de funcionamento.

P.A. Heasman, em 1988[10] , realizou um estudo sobre a variação na posição do canal dentário inferior e o seu significado para a dentisteria restauradora. Este estudo discutiu radiograficamente a posição do canal dentário inferior em 96 mandíbulas secas. Os resultados foram classificados em quatro tipos e verificou-se que variavam dos resultados de estudos anteriores.

Bailey JH, Yanase RT, Bodine RL[99] ,1988, efectuou um estudo de catorze anos sobre a prótese de implante subperiosteal mandibular. Neste estudo, foi efectuada uma análise de 74 dos 80 pacientes submetidos ou que experimentaram a terapia de prótese de implante subperiosteal mandibular (MSID) na Faculdade de Medicina Dentária da Universidade do Sul da Califórnia, para avaliar os resultados do acompanhamento de 1 ano. O desenho e os procedimentos protéticos utilizados foram relatados por Bodine et al. Todas as estruturas de implantes foram fundidas utilizando a liga Vitallium (Austenal Dental, Inc., Chicago, Ill.). As recolhas são efectuadas no sexto mês após a inserção do MSID e, posteriormente, anualmente para avaliação e tratamento, conforme necessário, dos problemas detectados. À medida que o estudo prossegue, estes problemas dizem respeito ao desgaste normal da prótese e a várias dificuldades com o próprio implante. Este estudo avaliou as manifestações clínicas de parestesia, separação da linha de incisão, exposição da estrutura do implante, inflamação e reação à força vertical ao longo dos pilares.

D van Steen berg e[52] (1989), apresentaram uma avaliação multicêntrica retrospetiva da taxa de sobrevivência de acessórios osseointegrados que suportam próteses parciais fixas no tratamento do edentulismo parcial. Neste estudo foram incluídos 133 fixadores em 38 pacientes, dos quais quarenta fixadores foram instalados no maxilar superior e 93 no maxilar inferior. O tempo de observação variou entre 6 e 36 meses após a reconstrução protética. A avaliação clínica incluiu a medição da mobilidade das restaurações e o controlo de complicações infecciosas ou neurológicas. Radiologicamente, a ausência de radiolucência à volta dos acessórios foi verificada por um único observador que também calculou a distância entre o osso marginal e o topo do acessório. Cinquenta e oito por cento das próteses foram conectadas aos dentes naturais. A taxa de sucesso para as fixações individuais nos maxilares superior e inferior foi de 87% e 92%, respetivamente. A maioria das falhas ocorreu antes da reabilitação protética. A distância máxima média entre a margem do osso e a junção fixo-pilar foi de 2,5 mm. Uma vez que apenas duas das 53 próteses fixas foram perdidas durante o período de observação, e uma vez que a maioria das perdas de fixação ocorreu antes da fase protética do tratamento, este estudo apoia o conceito de que as próteses osseointegradas também podem ser aplicadas na reabilitação do edentulismo parcial.

L B Lum[65] , 1991, afirmou no seu artigo, -A biomechanical rationale for the use of short implants|| , que a utilização de implantes curtos não tem sido recomendada por alguns autores em geral, porque se acredita que as forças oclusais devem ser dissipadas numa grande área do implante para que o osso seja preservado. As análises de modelação por elementos finitos (FEM) mostraram que as forças oclusais são distribuídas principalmente para a crista óssea, em vez de serem distribuídas uniformemente por toda a área da superfície da interface do implante. Uma vez que as forças mastigatórias são ligeiras e fugazes, estas forças são normalmente bem toleradas pelo osso, ao passo que as forças de bruxismo é que devem ser adequadamente atenuadas, o que pode ser feito aumentando o diâmetro e o número de implantes.

Balshi TJ[35] , (1992), num relato de caso intitulado -Suporte de implante único, tuberoso e osseointegrado para uma prótese integrada em tecido^ descreveu um caso e concluiu que a reabilitação protética fixa pode ser realizada em pacientes parcialmente edêntulos cujo antro maxilar proíbe a colocação bem sucedida de múltiplos acessórios. Um único acessório posterior colocado na região da tuberosidade para suportar uma prótese integrada em tecido diretamente ligada a um dente pilar anterior periodontalmente saudável pode ser uma opção de tratamento. Este relato de caso descreve as considerações de planeamento do tratamento e as técnicas cirúrgicas para o mesmo.

Bahat O[37] ,1992 , no seu relatório sobre 45 pacientes consecutivos, explica a colocação de implantes na região da tuberosidade maxilar. Afirma que, embora o primeiro e segundo molares sejam normalmente perdidos primeiro num maxilar parcialmente edêntulo, os implantes de titânio raramente são colocados mais distalmente do que no local do segundo pré-molar devido à fraca qualidade do osso frequentemente encontrado no maxilar posterior. Na série, foram colocados 72 implantes Branemark na área do terceiro molar-tuberosidade com uma taxa de sucesso de 93% e um seguimento médio após carga de 21,4 meses. Além disso, dois dos implantes falhados foram colocados em pacientes que tinham um implante simultâneo bem sucedido contralateralmente. As chaves para esta elevada taxa de sucesso incluíram a identificação meticulosa e a correção de todas as patologias, a modificação da sequência de perfuração para maximizar a estabilização inicial do implante, a obtenção de uma fixação bicortical sempre que possível, o manuseamento suave dos tecidos moles e do periósteo, e a eliminação ou minimização da carga oclusal transmucosa durante a osteointegração e da carga não axial após a conexão.

Graves SL[(56)] , em 1994, sugere que a cavidade sinusal e o osso maxilar posterior rarefeito dificultam a colocação de implantes posteriores ao primeiro pré-molar. Assim, a colocação de um implante na área da placa pterigoide tem sido utilizada para ultrapassar estes obstáculos anatómicos, permitindo uma restauração bem sucedida da área. Observou sessenta e quatro implantes colocados em 49 pacientes, dos quais quarenta e três implantes estavam em função. Registaram-se 7 insucessos. Também explica a técnica de colocação e as considerações através de um relato de caso típico.

R T Yanase, R L Bodine, J F Tom, S N White[(97)] , 1994, no artigo -The mandibular subperiosteal implant denture: a prospective survival study|| relata que a terapia com implantes subperiosteais pode proporcionar função a pacientes que, de outra forma, não poderiam usar próteses. Neste estudo, o acompanhamento, a manutenção e o tratamento de complicações de 81 implantes subperiosteais mandibulares colocados na Clínica de Dentisteria Avançada da Universidade do Sul da Califórnia foram registados por períodos até 21 anos. Poucos pacientes perderam o seguimento, mas um número significativo de pacientes morreu antes do fim do estudo. Foi calculada uma taxa de sobrevivência de 10 anos de 79% para 63 pacientes, e uma taxa de sobrevivência de 15 anos de 60% para 34 pacientes. Verificou-se que os implantes subperiosteais têm uma baixa taxa de sobrevivência a longo prazo e que a taxa de perda de implantes subperiosteais aumenta ao longo do tempo sem atingir uma taxa estável.

Numa análise tridimensional de tensão por elementos finitos de pilares angulados para um implante colocado no maxilar anterior, **N L Clelland, J K Lee, O C Bimbenet, W A Brantley**[(55)] (1995), calcularam numérica e graficamente as tensões e deformações máximas (de tração) e mínimas (de compressão). O estudo também mostrou que as tensões principais ocorreram predominantemente nas camadas de osso cortical, enquanto as deformações ocorreram principalmente no osso esponjoso. Em geral, verificou-se um aumento da magnitude das tensões e deformações à medida que a angulação do pilar aumentava. O estudo indicou que as tensões e deformações para os três ângulos estavam dentro ou ligeiramente acima da zona fisiológica derivada de estudos em animais.

Venturelli A.[39] **, 1996**, num estudo, investigou o impacto de um protocolo cirúrgico modificado e a sobrevivência de implantes colocados na maxila posterior. Quarenta e dois implantes foram colocados na área posterior do maxilar de 29 pacientes parcialmente edêntulos (17 homens, 12 mulheres; idade média de 50 anos; variação de 38 a 62 anos) de acordo com o protocolo cirúrgico modificado. Vinte e nove destes implantes foram colocados na tuberosidade maxilar. Todos os implantes foram verificados radiologicamente a cada 12 meses com um suporte de película personalizado. As restaurações eram próteses parciais fixas. Apenas 1 dos 42 implantes foi perdido na fase 2 da cirurgia. Os resultados sugerem que podem ser obtidos benefícios consideráveis através da modificação de um protocolo cirúrgico padrão para maximizar os resultados para um local anatómico específico.

T Al brektsson, George A Zarb,P Worthington, A.R. Eriksson[98] 1997 analisou a eficácia a longo prazo dos implantes dentários utilizados na altura. Foram propostos critérios para a avaliação do sucesso dos implantes dentários. Estes critérios foram aplicados numa avaliação da eficácia a longo prazo dos implantes dentários utilizados na altura, incluindo o implante subperiosteal, o implante de carbono vítreo, o implante blade-vent, o implante de safira de cristal único, o implante Tubingen, o implante TCP, o parafuso TPS, o implante de cilindro oco ITI, o implante dentário IMZ, o implante de liga de titânio Core-Vent, a placa óssea mandibular transosteal e o implante de titânio Branemark.

Nocini PF, Albanese M, Fior A, De Santis D.[41] , (2000), apresentou um relato de caso que explica a colocação de implantes na tuberosidade maxilar utilizando a técnica de Summers efectuada com osteótomos modificados. Neste relatório, o autor discute que as taxas de sucesso mais baixas na colocação de implantes osteointegrados observadas nas regiões posteriores do maxilar superior, em comparação com as regiões anteriores dos maxilares, resultam principalmente dos tipos de qualidade óssea e da presença do seio maxilar. De forma a ultrapassar estas limitações e obter um resultado de sucesso numa área tão exigente, vários autores sugerem a colocação de implantes longos (15,0 a 20,0 mm de comprimento) na região da tuberosidade maxilar como alternativa à elevação do seio maxilar. Os desafios frequentemente associados à colocação cirúrgica de "implantes na tuberosidade maxilar" (MTI) podem ser reduzidos através de um procedimento de "Osteotomia de Expansão do Rebordo" (REO), tal como descrito por Summers (1994). Este procedimento melhora efetivamente a qualidade do osso do leito recetor e não causa sobreaquecimento ósseo. Com o objetivo de melhorar esta técnica realizada para MTI, em cooperação com o Ing. Albanese G, os autores desenvolveram diferentes protótipos de osteótomos modificados.

Krekmanov L[49] , 2000, num procedimento clínico, investigou um método modificado para a colocação de implantes nas partes posteriores das arcadas para próteses fixas suportadas por implantes, utilizando cirurgia minimamente invasiva.

Foram colocados 86 implantes posteriores ao forame mental em pacientes com mandíbulas severamente reabsorvidas e 75 implantes na maxila posterior severamente reabsorvida. Foi efectuado um enxerto ósseo da mandíbula para o seio maxilar em 9 pacientes com maxilares gravemente atróficos. Em todos os pacientes, foi conseguida uma utilização óptima das caraterísticas anatómicas da arcada através da inclinação dos implantes. Os pacientes foram acompanhados durante 12 a 123 meses após a colocação da prótese (média de 18 meses). Três implantes maxilares foram perdidos aquando da conexão do pilar: 1 na placa pterigoide, 1 junto à parede posterior do seio e 1 colocado no córtex palatino. Um implante ficou móvel cerca de 1 ano depois, aparentemente devido a uma prótese mal adaptada. Na mandíbula, nenhum implante foi perdido. O método descrito pelos autores para o tratamento de arcadas edêntulas representa uma alternativa terapêutica a várias outras atualmente utilizadas. Este procedimento cirúrgico minimamente invasivo deve ser aplicável em ambulatório para o tratamento de porções posteriores das arcadas severamente reabsorvidas com próteses implanto-suportadas.

Krekmanov L, Kahn M, Rangert B, Lindstrom H.[58] em 2000, num ensaio clínico sobre a colocação de implantes inclinados nas arcadas posteriores da mandíbula e do maxilar para melhorar o suporte das próteses, afirma que a reabilitação de arcadas edêntulas atrofiadas com implantes endósseos nas regiões posteriores está frequentemente associada a problemas anatómicos, tais como a forma do maxilar e a localização da ansa mental, do canal mandibular e dos seios maxilares. Através desta investigação, discutiu-se a modificação de um método de colocação de implantes na parte posterior dos maxilares para estender as próteses fixas ligadas a implantes mais distalmente e para reduzir o comprimento dos cantilevers em próteses de arcada completa sem transpor o nervo mandibular ou efetuar enxertos ósseos no maxilar. Quarenta e sete pacientes consecutivos foram tratados com implantes colocados em posições inclinadas. Foram seguidos durante uma média de 40 meses (mandíbulas) e 53 meses (maxilas). Na mandíbula, os implantes perto do forame mental foram inclinados posteriormente cerca de 25 a 35 graus. No maxilar, os implantes posteriores foram colocados perto e paralelamente às paredes do seio e foram inclinados para a frente/para trás cerca de 30 a 35 graus. Os pacientes ganharam uma distância média de 6,5 mm de suporte de prótese na mandíbula e 9,3 mm na maxila, como resultado da inclinação do implante. Não se registaram falhas de implantes nas mandíbulas. As taxas de sucesso cumulativas na maxila aos 5 anos foram de 98% para implantes inclinados e 93% para implantes não inclinados. Foram observadas parestesias do nervo mental em 4 lados durante as primeiras 2 a 3 semanas após a colocação do implante. A análise da distribuição da carga num caso mandibular não revelou qualquer diferença significativa entre os implantes inclinados e os não inclinados, tendo sido confirmada a melhoria do suporte da prótese. Os resultados satisfatórios a médio prazo relativamente à osseointegração e à extensão significativa do suporte da prótese mostram que o método pode ser recomendado. Assim, os autores afirmaram que esta técnica pode permitir a colocação de implantes mais longos com uma melhor ancoragem óssea.

Em 2003, Vrielinck L, Politis C, Schepers S, Pauwels M, Naert I[40] , através de um estudo de acompanhamento clínico prospetivo, discute que o implante zigomático foi concebido para as situações em que existe osso insuficiente no maxilar superior, o que, de outra forma, exigiria enxertos ósseos onlay ou inlay (seio). O objetivo deste estudo foi apresentar e validar um sistema de planeamento para a inserção de implantes com base em imagens de TC pré-operatórias, que permite ao cirurgião determinar a posição pretendida de diferentes tipos de implantes, o que leva finalmente à produção de uma guia de broca personalizada por estereolitografia. Neste estudo, foram utilizados implantes de zigoma, pterigoide e plataforma normal. O protocolo de tratamento é validado através de 12 estudos de caso, selecionados aleatoriamente do grupo total de pacientes (n=29 pacientes). A partir de imagens pós-operatórias, a localização exacta do implante é determinada e o desvio dos eixos entre os implantes planeados e inseridos é calculado. Neste estudo in vivo, foram observadas deslocações que variam consoante o tipo de implante e a localização dos implantes. Do ponto de vista clínico, a maioria dos implantes inseridos foi considerada adequadamente localizada. Embora todos os pacientes apresentassem uma atrofia maxilar grave, foram obtidas excelentes taxas de sobrevivência cumulativa (92%) para os implantes zigomáticos e 93% para os implantes de plataforma regular.

Pierrisnard L, Renouard F, Renault P, Barquins M[75] , 2003, efectuou um estudo comparativo sobre a influência do comprimento do implante e da ancoragem bicortical na distribuição da tensão do implante. Foi gerado um modelo elástico linear tridimensional e a análise da tensão foi efectuada utilizando a análise de elementos finitos. Todos os modelos de implantes tinham o mesmo diâmetro (3,75 mm), mas o seu comprimento variava entre 6, 7, 8, 9, 10, 11 e 12 mm (Branemark System, Nobel Biocare AB, Gotemburgo, Suécia). Cada implante foi modelado com um parafuso de pilar e pilar de titânio, um cilindro de ouro e parafuso protético, e uma coroa de cerâmica. Os implantes foram colocados numa estrutura óssea de suporte constituída por osso cortical e esponjoso. Foi aplicada uma carga oclusal de 100 N num ângulo de 30 graus em relação ao plano vestibulolingual. Os resultados mostraram que, com o modelo e as propriedades ósseas selecionados, a ancoragem cortical coronal era dominante e a tensão óssea concentrava-se nessa área. Assim, os autores concluíram que A tensão óssea máxima era praticamente constante, independentemente do comprimento do implante e da ancoragem bicortical. A tensão máxima do implante, no entanto, aumentou ligeiramente com o comprimento do implante e a ancoragem bicortical.

Himmlova L, Dostalova T, Kacovsky A, Konvickova S.[68] **, 2004,** determinou a influência do comprimento e do diâmetro dos implantes na distribuição das tensões, através de uma análise de elementos finitos. As forças mastigatórias que actuam sobre os implantes dentários podem resultar em tensões indesejáveis no osso adjacente, o que, por sua vez, pode causar defeitos ósseos e a eventual falha dos implantes. Assim, foi utilizada uma simulação matemática da distribuição de tensões em torno dos implantes para determinar qual o melhor comprimento e diâmetro dos implantes para dissipar as tensões. Os cálculos da tensão que surge no leito do implante foram efectuados com a análise de elementos finitos, utilizando modelos informáticos tridimensionais. Os modelos simularam implantes colocados em posições verticais na região molar da mandíbula. Foi desenvolvido um modelo que simula um implante com um diâmetro de 3,6 mm e comprimentos de 8 mm, 10 mm, 12 mm, 14 mm, 16 mm, 17 mm e 18 mm, para investigar a influência do fator comprimento. A influência de diferentes diâmetros foi modelada utilizando implantes com um comprimento de 12 mm e diâmetros de 2,9 mm, 3,6 mm, 4,2 mm, 5,0 mm, 5,5 mm, 6,0 mm e 6,5 mm. A carga mastigatória foi simulada utilizando uma força mastigatória média numa direção natural, oblíqua ao plano oclusal. Os valores da tensão equivalente de von Mises na interface implante-osso foram calculados utilizando a análise de elementos finitos para todas as variações. Os valores para os 3 elementos mais tensos de cada variação foram calculados em média e expressos em percentagem dos valores calculados para a referência (100%), que era a magnitude da tensão para o implante com um comprimento de 12 mm e um diâmetro de 3,6 mm. Através do estudo, os autores afirmaram que as áreas de tensão máxima estavam localizadas à volta do pescoço do implante. A diminuição da tensão foi maior (31,5%) para os implantes com um diâmetro que variava entre 3,6 mm e 4,2 mm. A redução adicional do stress para o implante de 5,0 mm foi de apenas 16,4%. Um aumento no comprimento do implante também levou a uma diminuição nos valores máximos de tensão equivalente de von Mises; a influência do comprimento do implante, no entanto, não foi tão pronunciada como a do diâmetro do implante. Dentro das limitações deste estudo, os autores concluíram que um aumento no diâmetro do implante diminuiu a tensão máxima equivalente de von Mises em torno do colo do implante mais do que um aumento no comprimento do implante, como resultado de uma distribuição mais favorável das forças mastigatórias simuladas aplicadas neste estudo.

Fugazzotto PA, Beagle JR, Ganeles J, Jaffin R, Vlassis J, Kumar A[(69)] , 2004, determinou as taxas de sucesso e insucesso de implantes de 9 mm ou mais curtos na substituição de molares maxilares em falta quando restaurados com coroas individuais. A possibilidade de utilizar implantes mais curtos na reconstrução da maxila posterior simplificaria, teoricamente, a terapia, diminuindo a necessidade de cirurgia de aumento. O objetivo deste estudo retrospetivo foi avaliar as taxas de sucesso e insucesso de implantes < ou = 9 mm ou mais curtos nas regiões posteriores do maxilar restauradas com coroas individuais. Um total de 979 implantes foram colocados em posições molares maxilares e restaurados com coroas individuais. Os implantes foram seguidos em termos de função até 84 meses. Os resultados são discutidos em termos de aplicabilidade clínica e indicações de utilização. As taxas de sucesso cumulativo em função foram de 94,5% para os implantes nas posições de primeiro molar superior e de 98,7% para os implantes nas posições de segundo molar superior, resultando numa taxa de sucesso cumulativo global de 95,1%, em função até 84 meses. Assim, os autores concluíram que os implantes não cónicos de 7 a 9 mm de comprimento podem ser restaurados com sucesso com coroas unitárias na região dos molares superiores.

Aparicio C, Ouazzani W, Garcia R, Arevalo X, Muela R, Fortes V[30] , 2006, no seu estudo clínico prospetivo sobre implantes de titânio na arcada zigomática para reabilitação protética da maxila edêntula atrófica com um seguimento de 6 meses a 5 anos, sugeriram que a utilização de implantes zigomáticos e regulares representa uma alternativa previsível ao enxerto ósseo na reabilitação da maxila edêntula atrófica. Sessenta e nove pacientes consecutivos com atrofia maxilar severa foram observados, durante um período de 5 anos, tratados com um total de 69 próteses fixas de arcada completa ancoradas em 435 implantes. Destes, 131 eram implantes zigomáticos e 304 eram implantes normais. Cinquenta e sete pontes eram aparafusadas e 12 eram cimentadas. As pontes aparafusadas foram removidas nas consultas de exame e cada implante foi testado quanto à mobilidade. Para além disso, os implantes zigomáticos foram sujeitos a medições. Verificou-se que, dois implantes regulares falharam durante o período de estudo, dando uma taxa de sobrevivência cumulativa de 99,0%. Nenhum dos implantes zigomáticos foi removido. Todos os pacientes receberam e mantiveram uma ponte fixa de arcada completa durante o estudo. As medições Periotest dos implantes zigomáticos mostraram uma diminuição dos valores Periotest com o tempo, indicando um aumento da estabilidade. Três pacientes apresentaram sinusite 14-27 meses após a cirurgia, que foi resolvida com antibióticos. O afrouxamento dos parafusos de ouro do implante zigomático foi registado em nove doentes. A fratura de um parafuso de ouro, bem como da prótese, ocorreu duas vezes num doente. Registaram-se fracturas dos dentes protésicos anteriores em quatro doentes.

Carl E Misch[63] , 2006, apresentou uma avaliação retrospetiva de 273 pacientes consecutivos parcialmente edêntulos posteriores tratados com 745 implantes. Com 7 ou 9 mm de comprimento, suportando 338 restaurações durante um período de 1 a 5 anos, foram revistos em quatro consultórios privados. Foram recolhidos dados de sobrevivência dos implantes relativamente à cicatrização da fase I para a fase II, da fase II para a entrega da prótese e da entrega da prótese até 6 anos de seguimento. Uma abordagem biomecânica para diminuir a tensão sobre os implantes posteriores incluiu a imobilização dos implantes sem carga de cantilever, a restauração do paciente com uma oclusão mutuamente protegida ou com orientação canina e a seleção de um implante concebido para

aumentar a superfície de contacto osso-implante. Através de observações, verificou-se que, dos 745 implantes colocados, houve seis falhas cirúrgicas desde a fase I à fase II de cicatrização até à entrega da prótese. Nenhum implante falhou após a colocação das 338 próteses finais. Obteve-se uma taxa de sobrevivência de 98,9% desde a cirurgia na fase I até ao acompanhamento protético. Assim, os autores concluíram que os implantes de comprimento curto podem ser utilizados de forma previsível para suportar restaurações fixas em edentulismo parcial posterior. Os métodos para diminuir o stress biomecânico na interface osso-implante parecem ser apropriados para este tratamento.

Len Tolstunov[15] , 2007, através do seu artigo, demonstrou os factores importantes nas falhas precoces e tardias dos implantes dentários com base na revisão da literatura. Sugeriu que a localização do implante é um dos muitos factores que podem influenciar o sucesso ou o insucesso dos implantes dentários. O autor identifica e descreve quatro regiões alveolares do maxilar - zonas de implantes funcionais - com caraterísticas únicas de anatomia, fornecimento de sangue, padrão de reabsorção óssea, qualidade e quantidade óssea, necessidade de enxerto ósseo e outros procedimentos cirúrgicos suplementares, e uma taxa de sucesso dos implantes relacionada com a localização. O artigo discute os factores predisponentes que podem levar a falhas precoces dos implantes em diferentes zonas do maxilar. A localização de um implante é investigada como um destes factores. Uma história prévia de trauma na região pré-maxilar é descrita no contexto do sucesso do implante na maxila anterior. Esta zona está a ser referida pelo autor como a "zona traumática". Os desafios da reconstrução posterior de implantes mandibulares são apresentados no contexto do fornecimento de sangue à mandíbula. Uma deficiência de vascularização nesta região, especialmente em pacientes idosos e edêntulos, leva o autor a referir-se a esta zona como a zona "zona isquémica". É discutido o conceito de isquémia relativa da mandíbula posterior que se pode desenvolver com a idade e a perda de dentes. Um conhecimento profundo das especificidades de cada zona de implante funcional deverá ajudar a melhorar os sucessos e a evitar os fracassos dos implantes dentários.

Jesus Fernandez Valeron[48] , 2007, apresentou os resultados a longo prazo de implantes do tipo parafuso colocados consecutivamente na região pterigomaxilar-piramidal no tratamento de pacientes com edentulismo maxilar posterior. Cento e cinquenta e dois implantes foram inseridos em 92 pacientes parcialmente edêntulos, utilizando osteótomos cilíndricos como formadores de sítios ósseos, minimizando assim o uso de brocas na preparação óssea. Os 152 implantes colocados foram carregados durante uma média de 89,7+/-30,7 meses. Registou-se um total de 8 falhas; 6 ocorreram entre a colocação do implante e a entrega da prótese (falhas precoces), e 2 falhas após a carga funcional. A taxa de sobrevivência global foi de 94,7%. Assim, os autores concluíram que, a colocação de implantes na região pterigomaxilar posterior, utilizando osteótomos cilíndricos para a preparação da osteotomia, resultou numa taxa de sobrevivência do implante de 94,7%.

Malo P, De Araujo Nobre M, Rangert B[71] , 2007, no seu estudo intitulado - Short implants placed one-stage in maxillae and mandibles: a retrospective clinical study with 1 to 9 years of follow-up|| relatou a colocação de implantes Branemark curtos, testando a hipótese de que os implantes curtos em maxilares atrofiados podem apresentar taxas de sobrevivência a longo prazo semelhantes às dos implantes mais longos utilizados em volumes ósseos maiores. Este estudo clínico retrospetivo incluiu 237 pacientes tratados consecutivamente com 408 implantes Branemark curtos suportando 151 próteses fixas. Cento e trinta e um dos implantes tinham 7 mm de comprimento e 277 tinham 8,5 mm de comprimento. Os pilares definitivos foram entregues na altura da cirurgia e as próteses definitivas foram entregues 4 a 6 meses mais tarde. Cento e vinte e seis dos implantes de 7 mm (96%) passaram o seguimento de 1 ano; 110 (84%), o seguimento de 2 anos; e 88 (67%), o seguimento de 5 anos. Cinco implantes falharam em quatro pacientes antes do seguimento de 6 meses, dando uma taxa de sobrevivência cumulativa de 96,2% aos 5 anos. A reabsorção óssea média foi de 1 mm após o primeiro ano e de 1,8 mm após o quinto ano de função. Duzentos e sessenta e nove dos implantes de 8,5 mm (97%) passaram o seguimento de 1 ano; 220 (79%), o seguimento de 2 anos; e 142 (51%), o seguimento de 5 anos. Oito implantes falharam em sete pacientes antes do seguimento de 6 meses, dando uma taxa de sobrevivência cumulativa de 97,1% aos 5 anos. A reabsorção óssea média foi de 1,3 mm após o primeiro ano e de 2,2 mm após o quinto ano de funcionamento. As taxas de sobrevivência cumulativa de 96,2 e 97,1% aos 5 anos para implantes de 7,0 e 8,5 mm de comprimento, respetivamente, indicaram que os implantes Branemark curtos de uma fase utilizados em ambos os maxilares são um conceito viável.

Uma nova abordagem para reabilitar a maxila severamente atrófica usando implantes ancorados extramaxilares em função imediata foi apresentada por **Malo P, Nobre M de A, Lopes I[31] em 2008**. O objetivo deste estudo foi relatar os resultados iniciais da reabilitação de maxilares atrofiados completamente edêntulos, utilizando uma nova abordagem cirúrgica e um implante extra longo recentemente concebido, colocado externamente ao osso maxilar e ancorado no osso zigomático. O estudo piloto incluiu 29 pacientes (21 mulheres e 8 homens), com uma faixa etária de 32-75 anos (média=52,4 anos), seguidos entre 6 e 18 meses, com um tempo médio de seguimento de 1 ano. Os pacientes que apresentavam atrofia severa nos maxilares foram reabilitados com 1, 2 ou 4 implantes extra longos (30 a 50 mm de comprimento; colocados no osso zigomático em conjunto com implantes standard (24 pacientes): ou 4 implantes extra longos (5 pacientes), todos colocados em função imediata. Os critérios utilizados para avaliar o resultado dos implantes foram: os implantes funcionam como suporte para a reconstrução; os implantes são estáveis quando testados individual e manualmente; não se observaram sinais de infeção; e bom resultado estético da reabilitação. Para avaliar o objetivo secundário de avaliar a estabilidade e a saúde do tecido mole que cobre os implantes, foi utilizado o índice de avaliação da eficácia do selamento da mucosa (MSEE). Este índice foi modificado a partir da profundidade de sondagem para implantes padrão e realizado com uma sonda periodontal de plástico calibrada de 0,25 N, medindo a profundidade (mm) do espaço entre o implante e a mucosa. Os dados foram analisados com análises descritivas e inferenciais. A taxa de sobrevivência cumulativa dos implantes e a taxa de sobrevivência protética ao fim de 1 ano foi de 98,5% e 100%, respetivamente. Os valores médios e medianos da MSEE aos 2 meses (2,9 mm, 3 mm), 4 meses (2,5 mm, 2,8 mm), 6 meses (2,9 mm, 2,8 mm) e 1 ano (2,8 mm, 2,5 mm) são comparáveis aos valores das profundidades de sondagem avaliadas para implantes standard. Assim, os autores concluíram que a reabilitação de maxilas com atrofia severa pode ser efectuada utilizando implantes extra-longos colocados externamente à maxila e ancorados apenas no osso zigomático, e colocados em função imediata.

Balshe AA, Assad DA, Eckert SE, Koka S, Weaver AL[23] , 2009 apresentaram um estudo retrospetivo da sobrevivência de implantes dentários de superfície lisa e rugosa, para comparar as taxas de sobrevivência cumulativa dependentes do tempo de implantes dentários de superfície lisa e rugosa. Efectuaram uma análise retrospetiva de registos para dois períodos de tempo: 1 de janeiro de 1991 a 31 de dezembro de 1996, durante o qual foram utilizados implantes de superfície lisa, e 1 de janeiro de 2001 a 31 de dezembro de 2005, durante o qual foram utilizados implantes de superfície rugosa. Este estudo incluiu todos os implantes colocados e restaurados numa instituição durante os dois períodos de tempo. Foram recolhidos dados relativos à idade do paciente, sexo, diâmetro do implante, comprimento do implante e localização anatómica dos implantes. Para facilitar a comparação, os implantes do primeiro e segundo períodos de tempo foram seguidos até meados de 1998 e meados de 2007, respetivamente. As associações das caraterísticas dos pacientes/implantes com a sobrevivência dos implantes foram avaliadas utilizando modelos marginais de riscos proporcionais de Cox e resumidas com rácios de risco e correspondentes intervalos de confiança de 95%. A revisão indicou que, 5 anos após a colocação do implante, as taxas de sobrevivência foram de 94,0% e 94,5%, respetivamente, para implantes de superfície lisa e rugosa. Entre os implantes lisos, o comprimento do implante <ou= 10 mm e a localização anatómica foram identificados como significativamente associados à falha do implante. Em contraste, entre os implantes rugosos, o comprimento do implante <ou= 10 mm e a localização anatómica não foram identificados como factores de risco para a falha do implante. Com base neste estudo retrospetivo de dois grupos de pacientes com diferentes superfícies de implantes e mais de 2.000 implantes em cada grupo, não houve diferença significativa nas taxas de sobrevivência dos implantes dentários de superfície lisa e rugosa. A localização anatómica e o comprimento do implante <ou= 10 mm foram associados a falhas apenas nos implantes de superfície lisa.

Ridell A, Grondahl K, Sennerby L[36] em 2009, no seu estudo sobre a colocação de implantes Branemark na região do tubérculo maxilar, avaliaram retrospetivamente a taxa de sobrevivência e as condições ósseas marginais em fixações colocadas na região do tubérculo do maxilar. Vinte e um pacientes previamente tratados com pelo menos um implante na região do tubérculo do maxilar foram incluídos nesta análise retrospetiva. Foram colocados cirurgicamente 23 implantes Branemark System standard com uma superfície torneada nas regiões dos tubérculos e 71 implantes adicionais em áreas adjacentes para suportar pontes dentárias fixas. Todos os implantes foram deixados a cicatrizar durante 6-8 meses antes da ligação do pilar e após o tratamento protético. Os pacientes foram radiografados após 1-12 anos para avaliação dos níveis ósseos marginais. Para além disso, foi medida a relação entre o ápice da fixação na área da tuberosidade e o bordo posterior do maxilar. Vinte dos 21 pacientes, representando 22 tubérculos e 64 implantes adicionais, foram avaliados radiograficamente. Não se perderam implantes nas áreas dos tubérculos durante o acompanhamento, enquanto que duas fixações na região anterior tiveram de ser removidas, uma antes da carga e outra após 4 anos de carga, sem interferir com a estabilidade da prótese. O nível médio do osso marginal nos implantes com tubérculos situava-se, em média, a 1,6 mm da junção pilar-fixação, enquanto os outros implantes apresentavam um nível ósseo médio de 1,9 mm. Os resultados foram semelhantes quando se compararam pacientes parcialmente e totalmente desdentados. O estudo demonstrou um bom resultado clínico com os acessórios Branemark standard colocados na região do tubérculo do maxilar posterior utilizando um procedimento de duas fases.

Young-Jin Park, Cho SA[(38)] ,2010, numa análise retrospetiva de gráficos sobre a taxa de sobrevivência de acessórios instalados na tuberosidade óssea para casos com molares superiores unilaterais em falta, avaliaram a taxa de sobrevivência de implantes colocados na região da tuberosidade maxilar utilizando a prótese fixa em casos parcialmente edêntulos. Dos pacientes tratados com implantes que visitaram o Kyung Pook National University Hospital, 7 pacientes parcialmente edêntulos (2 homens e 5 mulheres; idade média, 52,3 anos; variação, aproximadamente 43 a 65) foram selecionados de acordo com os seguintes critérios: 1) alargamento do osso alveolar com menos de 3 mm de espessura na área do primeiro molar e 2) 1 a 2 pré-molares fixos, com o implante adicional na região da tuberosidade maxilar. Para o grupo de controlo, foram selecionados pacientes que não apresentavam áreas de tuberosidade. Após 1 a 7 anos, o nível ósseo marginal, a mobilidade dos elementos de fixação e a radiolucidez dos elementos de fixação da tuberosidade das próteses fixas foram avaliados por panorâmica digital. Nenhuma das fixações dos implantes instalados na tuberosidade durante 1 a 7 anos falhou. O nível ósseo marginal ao redor dos implantes da tuberosidade maxilar de 1 a 6 anos (média de 3,4 anos) após as próteses definitivas foi de aproximadamente 0,6 a 1,3 mm, com uma média de 0,94 mm. Assim, os autores concluíram que a instalação de fixações na tuberosidade maxilar utilizando a prótese fixa implanto-suportada unilateral parcialmente edêntula seria um módulo de tratamento clinicamente aceitável.

Candel-Marti E, Carrillo-Garcia C, Penarrocha-Oltra D, Penarrocha-Diago M[(32)] , em 2012, revisaram a literatura publicada para avaliar o sucesso do tratamento com implantes zigomáticos em pacientes com maxila posterior atrófica. Foram revistos estudos de 1987 a 2010. Em cada estudo, foram avaliados: indicações para o tratamento, número de pacientes, número de implantes, comprimento e diâmetro dos implantes, técnica cirúrgica, reabilitação protética, taxa de sucesso, complicações e satisfação do paciente. Foram incluídos 16 estudos, com um total de 941 implantes zigomáticos colocados em 486 pacientes. Os períodos de acompanhamento variaram de 12 a 120 meses. Foram utilizadas três técnicas cirúrgicas diferentes para a colocação de implantes zigomáticos: implantes intra-sinusais com a técnica clássica da janela do seio, a técnica da ranhura do seio e implantes zigomáticos extra-sinusais. A restauração mais comum utilizada foi a prótese fixa, com carga diferida após 3-6 meses (89%-100% de sucesso) ou carga imediata (96,37%-100% de sucesso). A taxa de sucesso média ponderada foi de 97,05%, e a complicação mais frequente foi a sinusite maxilar. O nível geral de satisfação dos pacientes foi elevado. Os implantes zigomáticos têm uma elevada taxa de sucesso e constituem uma alternativa adequada para tratar a atrofia maxilar posterior grave.

Candel E, Penarrocha D, Penarrocha M[47] , 2012, efectuaram uma revisão da literatura publicada e avaliaram o sucesso do tratamento de pacientes com maxila posterior atrófica com implantes pterigóides. Foram revistos estudos de 1992 a 2009 sobre pacientes com maxila posterior atrófica reabilitados com implantes pterigóides. Foram incluídos aqueles que relatavam séries clínicas de pelo menos 5 pacientes com maxila posterior atrófica (Classe IV e V de Cawood e Howell), reabilitados com implantes pterigóides e próteses fixas, e com acompanhamento mínimo de 12 meses. Em cada estudo foram avaliados: número de pacientes, número de implantes, técnica cirúrgica, reabilitação protética, taxa de sucesso, perda óssea, complicações e satisfação do paciente. Foram incluídos 13 artigos, relatando um total de 1053 implantes pterigóides em 676 pacientes. A média ponderada de sucesso dos implantes pterigóides foi de 90,7%; a perda óssea avaliada radiograficamente variou entre 0 e 4,5 mm. Não foram encontradas complicações adicionais em comparação com os implantes convencionais, e o nível de satisfação dos pacientes com a prótese foi elevado. Os implantes pterigóides apresentam elevadas taxas de sucesso, níveis de perda óssea semelhantes aos dos implantes convencionais, complicações mínimas e boa aceitação por parte dos pacientes, sendo por isso uma alternativa para o tratamento de pacientes com maxila posterior atrófica. Podem distinguir-se duas localizações anatómicas nas quais os implantes são colocados na área retromolar: o processo pterigoide e a região pterigomaxilar. Os comprimentos e angulações dos implantes variam entre estas duas técnicas.

Del Fabbro M, Bellini CM, Romeo D, Francetti L[61] , em 2012, reviram a literatura para avaliar a taxa de sobrevivência de implantes verticais e inclinados que suportam reconstruções protéticas fixas para a reabilitação imediata de maxilares parcial e totalmente edêntulos, após pelo menos 1 ano de função. A pesquisa bibliográfica produziu 347 artigos. Um total de 462 pacientes foram reabilitados com 470 próteses de carga imediata (257 na maxila, 213 na mandíbula), suportadas por um total de 1.992 implantes (1.026 verticais e 966 inclinados). Vinte e cinco implantes (1,25%) falharam em 20 pacientes no primeiro ano. Todas as falhas, exceto uma, ocorreram na maxila. Não foi encontrada uma diferença significativa na taxa de insucesso entre implantes inclinados e verticais, nem entre implantes maxilares e mandibulares. Não foi registada qualquer falha da prótese. Foi registada uma perda óssea peri-implantar limitada, sem diferença entre implantes verticais e inclinados. A satisfação total dos pacientes relativamente à função, fonética e estética foi relatada em três estudos, com base em questionários. A utilização de implantes inclinados para suportar próteses fixas com carga imediata para a reabilitação de maxilares edêntulos pode ser considerada uma técnica previsível, com um excelente prognóstico a curto e médio prazo. No entanto, são necessários ensaios aleatórios a longo prazo para determinar a eficácia desta abordagem cirúrgica.

D Krishna Prasad, Divya Rajan Mehra(8) , em 2013, descreveram no seu artigo os vários factos anatómicos importantes para o planeamento pré-operatório de procedimentos de implantes na mandíbula e na maxila. Este planeamento inclui a avaliação precisa de factores anatómicos distintos, tais como a posição do canal mandibular, o seio maxilar, a largura das placas corticais, a densidade óssea existente, a seleção adequada do implante e o planeamento da posição mais apropriada do implante na condição clínica existente.

Thomas E Rams, Balkin BE, Roberts TW, Molzan AK(92) , em 2013, comparou as caraterísticas clínicas, microbiológicas e bioquímicas de implantes dentários subperiosteais mandibulares humanos que apresentavam peri-implantite com os que apresentavam saúde peri-implantar a longo prazo. Após a avaliação dos parâmetros clínicos, foram obtidas amostras de placa submucosa de pilares de implantes permucosos que apresentavam profundidades de sondagem >5 mm e hemorragia à sondagem em indivíduos com peri-implantite (n = 3) e de pilares com saúde peri-implantar em indivíduos com saúde de implantes subperiosteais a longo prazo (n = 8). Os espécimes microbianos foram transportados em VMGA III e plaqueados em ágar sangue enriquecido com Brucella e meio seletivo de Hammond com incubação anaeróbia, e em TSBV seletivo com incubação a 5% de CO2. As contagens totais de bactérias viáveis anaeróbias e as espécies bacterianas selecionadas foram identificadas utilizando métodos e critérios fenotípicos estabelecidos. A resistência in vitro à doxiciclina (2 pg/mL), à amoxicilina (2 pg/mL) ou ao metronidazol (4 pg/mL) foi registada por indivíduo quando se observou um crescimento bacteriano patogénico em placas de isolamento suplementadas com antibióticos. Os níveis de interleucina (IL)-1e foram medidos com um ensaio de imunoabsorção enzimática em amostras de fluido crevicular peri-implantar de 5 indivíduos do estudo. Foram detectadas pontuações do Índice de Placa significativamente mais elevadas, contagens totais de anaeróbios viáveis mais elevadas, mais espécies do complexo vermelho e proporções mais baixas de estreptococos viridans facultativos gram-positivos e de espécies de Actinomyces em implantes subperiosteais afectados pela peri-implantite, em comparação com implantes subperiosteais com saúde peri-implantar a longo prazo. Não foi detectada qualquer resistência in vitro às 3 concentrações de ponto de rutura dos antibióticos de teste estudados, exceto uma estirpe de Fusobacterium nucleatum resistente à doxiciclina a 2 pg/mL de um indivíduo com peri-implantite. Os implantes subperiosteais com peri-implantite tenderam a produzir níveis mais elevados de IL-1 B no fluido crevicular peri-implantar. O nível de controlo da placa supramucosa peri-implantar e a composição do microbioma submucoso peri-implantar podem ser determinantes importantes do estado clínico a longo prazo dos implantes dentários subperiostais mandibulares.

M C Goiato , dos Santos DM, Jr., Santiago JF, Moreno A, Pellizzer EP Santiago JF, Moreno A, Pellizzer EP(21) , 2014, em uma revisão sistemática discutiram sobre a Longevidade dos implantes dentários em osso tipo IV. Concordaram que a qualidade e quantidade óssea são fatores importantes no que diz respeito à taxa de sobrevivência

dos implantes dentários. O objetivo deste estudo foi realizar uma revisão sistemática de implantes dentários inseridos em osso de baixa densidade e determinar a taxa de sobrevivência de implantes dentários com superfície
tratamentos ao longo do tempo. Foram analisados 3937 pacientes, que receberam um total de 12.465 implantes dentários. As taxas de sobrevivência dos implantes dentários de acordo com a densidade óssea foram: tipo I, 97,6%; tipo II, 96,2%; tipo III, 96,5%; e tipo IV, 88,8%. A taxa de sobrevivência dos implantes de superfície tratada inseridos em osso de baixa densidade foi mais elevada (97,1%) do que a dos implantes de superfície maquinada (91,6%). Os implantes dentários de superfície tratada inseridos em osso de baixa densidade têm uma elevada taxa de sobrevivência e podem ser indicados para reabilitação oral. No entanto, são necessários mais estudos aleatórios para avaliar melhor esta questão.

S. Sanath, Puthukkat Naushad, Bhat S Vidya, Shenoy K Kamalakanth[64] , em 2014, através do seu artigo -Short implants: A new dimension in rehabilitation of atrophic maxilla and mandible|| discussed that Insufficient alveolar bone height is a common clinical situation encountered more in the posterior jaws. São necessários procedimentos cirúrgicos avançados, tais como enxertos ósseos, elevação do seio maxilar e reposicionamento dos nervos, para ultrapassar esta condição e tornar possível o tratamento com implantes nestes pacientes. Estes procedimentos são acompanhados por um período de cicatrização prolongado, uma maior morbilidade e uma duração mais longa do tratamento com implantes. Os implantes curtos são considerados uma alternativa viável em doentes com altura óssea alveolar reduzida para evitar procedimentos cirúrgicos mais invasivos. Simplificam o tratamento com implantes, reduzem a morbilidade do paciente, encurtam a duração do tratamento e tornam-no menos dispendioso. No passado, quando se utilizavam implantes maquinados, a reabilitação com implantes curtos apresentava uma maior taxa de insucesso em comparação com implantes mais longos. Com as melhorias na topografia da superfície dos implantes, que aumentam o contacto entre o osso e o implante, e a utilização de técnicas cirúrgicas adaptadas, a reabilitação com implantes curtos apresentou uma taxa de insucesso superior à dos implantes mais longos.

Foram registadas taxas de sobrevivência semelhantes às dos implantes normais, mesmo com implantes curtos. Vários métodos para aumentar a área de superfície funcional e diminuir a tensão sobre a prótese contribuíram grandemente para o aumento da taxa de sucesso dos implantes curtos.

Bertl K, Heimel P, Rokl-Riegler M, Hirtler L, Ulm C, Zechner W[22] ,em 2015, através do seu artigo -MicroCT-based evaluation of the trabecular bone quality of different implant anchorage sites for masticatory rehabilitation of the maxilla|| discutiram que na maxila severamente atrofiada, a ancoragem de implantes no osso zigomático é considerada uma alternativa viável aos implantes dentários convencionais com procedimentos de aumento ósseo precedentes. O estudo baseado em microCT comparou a qualidade do osso trabecular da maxila e do osso zigomático. O exame de microCT foi efectuado em 12 metades de cabeças de cadáveres (5 homens, 7 mulheres) com maxilares edêntulos e atrofiados. Parâmetros relevantes da qualidade do osso trabecular foram determinados na maxila anterior e posterior e no osso zigomático e comparados por região e sexo. A comparação de ambos com a maxila posterior apresentou valores significativamente mais elevados para a fração de volume ósseo, densidade de superfície e espessura e número de trabéculas, e valores significativamente mais baixos para a superfície óssea específica, índice de modelo de estrutura e separação trabecular. Não foi detectada uma diferença significativa entre os sexos. A análise baseada em microCT comparou os diferentes locais de ancoragem de implantes para a reabilitação mastigatória do maxilar. O compartimento trabecular do osso zigomático ofereceu qualidade óssea e, portanto, um leito de implante comparável aos da maxila anterior, e ambos foram superiores aos da maxila posterior.

Lopes LF dT. P, da Silva VF, Santiago JF, Panzarini SR, Pellizzer EP[34] , em 2015, através da sua revisão sistemática, identificaram estudos clínicos sobre implantes colocados na região da tuberosidade para determinar a taxa de sobrevivência destes implantes quando comparados com implantes colocados noutras regiões da maxila. Um total de 113 pacientes foram seguidos durante um período de 6-144 meses; foram colocados 289 implantes nos pacientes avaliados. Registaram-se oito falhas/perdas de implantes dentários na região da tuberosidade; a taxa de sobrevivência global foi de 94,63% para estes implantes. Em estudos controlados, as taxas de sobrevivência cumulativa para implantes colocados na tuberosidade maxilar e noutras regiões do maxilar foram de 96,1% e 95%, respetivamente. Em conclusão, os implantes colocados na tuberosidade maxilar são uma alternativa previsível para o tratamento de pacientes com volume ósseo insuficiente na região maxilar. No entanto, são necessários ensaios aleatórios para avaliar a eficácia deste tratamento.

Jaykant Pratap Singh Yadav, Mahajan[84] , em 2015, sugeriu que os implantes crestais funcionam bem em pacientes que têm osso adequado no início do tratamento, mas o prognóstico não é bom assim que os aumentos passam a fazer parte do plano de tratamento. Os procedimentos de aumento tendem a aumentar os riscos e os custos do tratamento com implantes dentários, bem como o número de operações necessárias. Os pacientes que têm ossos maxilares severamente atrofiados paradoxalmente recebem pouco ou nenhum tratamento, desde que os implantes crestais sejam considerados o dispositivo de primeira escolha. Assim, através do seu artigo, os autores discutiram as indicações para a utilização de implantes basais e as diferenças existentes entre os implantes basais e os implantes crestais.

Mayur Khairnar,Gaurav V[86] , 2015, discutiu a evidência de formação óssea no pavimento nasal em torno de implantes de parafuso bi-cortical de superfície polida após elevação nasal indireta num maxilar atrofiado, utilizando tomografia computorizada de feixe cónico. O maxilar está limitado superiormente, com o seio maxilar na região posterior e a cavidade nasal na região anterior. O aumento da maxila distal com recesso do seio maxilar tem sido documentado desde as últimas décadas. O procedimento de elevação do seio maxilar, quer através de uma abordagem crestal ou lateral, prova ser uma forma eficaz de aumentar o osso para a colocação de implantes dentários na maxila posterior atrofiada. No entanto, quando se trata de maxilar anterior verticalmente deficiente, a elevação da membrana nasal não é considerada. Talvez, estudos recentes tenham demonstrado um maior sucesso dos implantes dentários colocados após o aumento do pavimento nasal. Este relatório enfatiza a observação de uma formação óssea significativa após a elevação indireta da membrana nasal com implantes bi-corticais de superfície lisa e polida.

Mohd Adnan Mapkar , Ruby Syed(100) , 2015, num estudo de caso, -Revisitando a prótese de implante subperiosteal maxilar^, discutiu que Como resultado do progresso feito na área dos implantes endósseos nos últimos 15 anos, o valor do implante subperiosteal foi minimizado. No entanto, os implantes endósseos não são adequados para todos os pacientes que necessitam de implantes. Os implantes subperiosteais bem concebidos têm funcionado com êxito durante muitos anos. Entre os factores relevantes que contribuem para o sucesso deste método estão o desenho do implante, a cirurgia atraumática, a compreensão das estruturas anatómicas envolvidas, técnicas de moldagem precisas e adaptações oclusais adequadas da prótese final. Este relatório apresenta um caso de prótese de implante subperiosteal maxilar e faz uma revisão da literatura presente.

Neha Jain, Gulati M, Garg M, Pathak C(62) , em 2016, sugeriram que a colocação de um implante na parte posterior da maxila e da mandíbula sempre foi muito crítica devido à fraca qualidade e quantidade de osso. Os implantes longos podem ser colocados em associação com procedimentos cirúrgicos complexos, como a elevação do seio maxilar e o aumento ósseo. Estas técnicas estão associadas a custos mais elevados, maior tempo de tratamento e maior morbilidade. Por conseguinte, existe a necessidade de uma opção de tratamento menos invasiva em áreas com pouca quantidade e qualidade óssea. Os dados relacionados com as taxas de sobrevivência dos implantes curtos, o seu desenho e as considerações protéticas foram compilados e estruturados neste manuscrito, com ênfase nas indicações, nas vantagens dos implantes curtos e nos factores biomecânicos críticos a ter em consideração quando se opta por colocá-los. Os autores também sugerem que podem ser alcançadas taxas de sucesso comparáveis com implantes curtos e com implantes longos, diminuindo as forças laterais da prótese, eliminando os cantilevers, aumentando a área de superfície do implante e melhorando a ligação entre o implante e o pilar. Os implantes curtos podem ser considerados como uma opção de tratamento viável em casos de cristas atróficas, de modo a evitar procedimentos cirúrgicos complexos necessários para colocar implantes longos. Com a melhoria da geometria e da textura da superfície do implante, verifica-se um aumento da área de contacto entre o osso e o implante, o que proporciona uma boa estabilidade primária durante a osteointegração.

Sharma Rahul(77) , (2016), sugeriu que, apesar de vários procedimentos de aumento ósseo, como o aumento da crista e a elevação do seio maxilar, estarem em
mas pode levar à morbilidade da zona do dador. Por vezes, os doentes não estão dispostos a efetuar procedimentos cirúrgicos tão extensos. Nesses casos, os implantes basais constituem uma opção de tratamento viável. Os implantes basais são suportados

pela área do osso basal, que normalmente permanece livre de infecções e é menos propensa à reabsorção.

Milena Hopp[59] em 2017 comparou a perda óssea marginal e o sucesso do implante após um acompanhamento de 5 anos entre implantes axiais e inclinados inseridos para a reabilitação da arcada completa do maxilar. O estudo clínico retrospetivo incluiu 891 pacientes com 3564 implantes maxilares reabilitados de acordo com o conceito de tratamento All-on-4. O tempo de seguimento foi de 5 anos. Foram efectuados modelos lineares de efeitos mistos para analisar a influência da orientação do implante (axial/inclinada) na perda óssea marginal e regressão logística binária para avaliar o efeito das caraterísticas do paciente na ocorrência de perda óssea marginal >2,8 mm. Apenas os pacientes com medições de pelo menos um implante axial e um implante inclinado disponíveis foram analisados. Isto resultou num conjunto de dados de 2379 implantes (1201 axiais, 1178 inclinados) em 626 pacientes. Os resultados mostraram que os implantes axiais e inclinados apresentaram perdas ósseas marginais médias comparáveis de 1,14 ± 0,71 e 1,19 ± 0,82 mm, respetivamente. A análise de modelos mistos indicou que os níveis de perda óssea marginal aos 5 anos de seguimento não foram significativamente afectados pela orientação (axial/inclinada) dos implantes no osso maxilar. O tabagismo e o género feminino foram associados à perda óssea marginal >2,8 mm numa análise de regressão logística. As taxas de sucesso dos implantes a cinco anos foram de 96%. A ocorrência de insucesso dos implantes mostrou ser estatisticamente independente da orientação. Dentro das limitações deste estudo e considerando um tempo de seguimento de 5 anos, os autores concluíram que os implantes inclinados

comportam-se de forma semelhante no que respeita à perda óssea marginal e ao sucesso dos implantes em comparação com os implantes axiais na reabilitação da arcada completa do maxilar.

Waldemar Reich, Schweyen R, Heinzelmann C, Hey J, Al-Nawas B, et al[76] em 2017 avaliaram a viabilidade e a segurança de um novo sistema de implantes dentários curtos expansíveis destinado a aumentar a estabilidade primária. Todos os 30 implantes dos 9 pacientes (idades entre 44 e 80 anos) puderam ser inseridos e expandidos sem problemas intraoperatórios. Durante o período de acompanhamento de 3 anos, a taxa de sucesso dos implantes foi de 28/30 (93,3%). Os quocientes médios de estabilidade dos implantes (ISQ) foram os seguintes: estabilidade primária, 69,7 ± 10,3 unidades ISQ, e estabilidade secundária, 69,8 ± 10,2 unidades ISQ (p = 0,780), ambas sem diferenças significativas entre a maxila e a mandíbula (p > 0,780). As alterações médias da crista óssea após a carga foram (cada uma medida a partir da linha de base) as seguintes: no primeiro ano, 1,0 ± 0,9 mm na maxila e 0,7 ± 0,4 mm na mandíbula, e no segundo ano, 1,3 ± 0,8 mm e 1,0 ± 0,7 mm, respetivamente. Em comparação com outros estudos prospectivos, nesta indicação, a taxa de sucesso é aceitável. A estabilidade dos implantes apresenta valores elevados de estabilidade inicial e secundária.

Panos Papaspyridakos, De Souza A, Vazouras K, Gholami H, Pagni S, Weber

HP[70] et al, 2018 através da meta-análise afirmaram que os implantes curtos (<6 mm) têm *maior variabilidade* e *menor previsibilidade* nas taxas de sobrevivência em comparação com os implantes mais longos (>6 mm) após períodos de 1-5 anos em função. A taxa de sobrevivência média foi de 96% (intervalo: 86,7%-100%) para implantes curtos e 98% (intervalo 95%- 100%) para implantes mais longos. Com base na quantidade e qualidade da evidência fornecida por 10 RCTs, os implantes curtos com <6 mm de comprimento devem ser cuidadosamente selecionados porque podem apresentar um maior risco de fracasso em comparação com os implantes com mais de 6 mm.

Sabnis Rajesh, Lokare S, Rao SJ, Thakur D, Patel M[89] , em 2019, sugere que, embora os implantes ósseos basais sejam considerados comparativamente isentos de riscos, todos os tratamentos têm a sua quota-parte de riscos e complicações. Através deste relato de caso, os autores trouxeram à tona um incidente de epistaxe e hemolacria após a colocação de implantes ósseos basais em uma maxila atrófica edêntula. Os autores também discutem as complicações mais comuns, como sinusite, infeção dos tecidos moles, parestesia e fístula oroantral. Os autores também relataram algumas complicações muito raras, como fístula cutânea na área zigomático-orbital esquerda causada por necrose asséptica na parte apical do implante, infeção e peri-implantite.

Jonathan Rosenstein,Dym H[20] ,em 2020 afirma que Mesmo com os grandes avanços registados nas técnicas de colocação de implantes dentários endósseos tradicionais, a restauração da dentição em pacientes com um maxilar severamente reabsorvido ou ressecado pode revelar-se um desafio. Durante muitas décadas, o enxerto ósseo significativo foi a base do tratamento para estes pacientes. No entanto, os implantes zigomáticos demonstraram ser uma alternativa estável e previsível para a restauração da dentição em pacientes com perda óssea grave do maxilar.

Waldemar Reich, Schweyen R, Hey J, Otto S, Eckert A[74] , 2020, discutiu o desempenho clínico de um dispositivo dentário expansível curto
Implants for Oral Rehabilitation in Highly Atrophic Alveolar Bone, através de um estudo de coorte prospetivo de três anos. Os pacientes com osso alveolar vertical limitado foram consecutivamente recrutados para este estudo durante um período de 4 anos. Foram avaliadas a taxa de sucesso dos implantes, OHRQOL (Oral Health Impact Profile (OHIP)-14), a estabilidade dos implantes e as alterações da crista óssea. *Os resultados deste estudo mostraram que* foram analisados dados de 30 pacientes, relativos a 104 implantes. Durante o seguimento médio (42,6 ± 16,4 meses), a taxa de sucesso dos implantes foi de 94,7% na mandíbula (dois implantes perdidos) e 83,6% na maxila (quatro implantes perdidos; p = 0,096), e a taxa de sucesso protético foi de 100%. O quociente médio de estabilidade do implante (ISQ) foi de 71,2 ± 10,6 para a estabilidade primária e 73,7 ± 13,3 para a estabilidade secundária, sem diferenças significativas entre a maxila e a mandíbula. Em comparação com a linha de base, as alterações medianas da crista óssea após a carga foram de 1,0 mm e 1,0 mm na maxila e na mandíbula, respetivamente, no final do primeiro ano, e de 1,2 mm e 1,1 mm,

respetivamente, no final do terceiro ano. *Assim, os autores concluíram que*, em pacientes com altura óssea vertical limitada, os implantes curtos com um macro-design optimizado constituem um método fiável para a reabilitação funcional, evitando o aumento extensivo do osso alveolar.

Jorge Cortes-Breton Brinkmann, Garcia-Gil I, Pedregal P, Pelaez J, Prados-Frutos JC et al[57] em 2021, avaliaram o comportamento clínico a longo prazo de implantes rectos em comparação com implantes dentários intencionalmente inclinados (ITDI) que suportam restaurações fixas em arcos edêntulos parciais ou totais, analisando a sobrevivência do implante e as taxas de sucesso, complicações e perda óssea marginal (MBL) após >5 anos de função. De um total de 3987 implantes dentários, 2036 eram implantes dentários axiais e 1951 inclinados. Foram encontrados resultados semelhantes na sobrevivência dos implantes ou nas taxas globais de sucesso dos implantes. Para além disso, não foram encontradas diferenças estatisticamente significativas na MBL. As complicações protéticas/biológicas relatadas pelos autores foram muito diversas e irregularmente distribuídas. Assim, os autores sugeriram que não existe diferença entre implantes dentários inclinados e implantes dentários rectos a médio-longo prazo (>5 anos).

Pathania N, Gill HS, Nagpal A, Vaidya S e Sailo JL[78] em 2021 discute a utilização de implantes basais como uma solução para pacientes com rebordos atrofiados, que são normalmente encontrados em pacientes idosos ou que sofreram de edentulismo a longo prazo. Os implantes basais, também conhecidos como implantes bicorticais ou parafusos de osso cortical, foram concebidos para se fixarem no osso cortical do maxilar, o que proporciona uma maior estabilidade e permite uma carga imediata. O artigo descreve as vantagens dos implantes basais, incluindo a redução do tempo de tratamento, a redução da perda óssea e a melhoria da estética. Também aborda a técnica cirúrgica para a colocação de implantes basais, que envolve a criação de um pequeno orifício no osso cortical e a inserção do implante com uma ferramenta especial.

Kiran V. Patel, Madan S, Mehta D, Shah SP, Trivedi V, Seta H[81] ,em 2022, avaliou a viabilidade da colocação de implantes basais estratégicos na prática clínica, bem como os seus méritos e deméritos. O estudo prospetivo foi concebido para avaliar o protocolo de carga funcional imediata utilizando a tecnologia de implantes basais estratégicos para próteses fixas de arcada completa e próteses dentárias segmentares. Um mínimo de 10 pacientes selecionados no grupo etário dos 20-80 anos foram restaurados com implantes basais estratégicos, independentemente da qualidade e quantidade de osso esponjoso/alveolar, seguindo protocolos de carga funcional imediata. Foram colocados cerca de 157 implantes basais de vários desenhos em 10 pacientes, dos quais quatro falharam, com uma taxa de sobrevivência de 97,5% dos implantes basais. Assim, os novos conceitos estabelecidos pela implantologia basal eliminam todos os inconvenientes da implantologia convencional e devem ser utilizados como um complemento para melhorar a qualidade de vida dos nossos pacientes. O conceito de implantologia estratégica não é apenas inovador, mas também uma técnica fiável para pacientes que necessitam de uma reabilitação permanente.

P. George, Kurtzman GM[46] em 2022 fornecem uma visão geral da região pterigoide, incluindo as placas pterigóides, a fossa pterigoide e os músculos pterigóides medial e lateral. Discutem também as vantagens e desvantagens da utilização de implantes pterigóides, bem como as indicações e contra-indicações para a sua utilização. Os autores salientam ainda a importância de uma seleção cuidadosa dos doentes e de um planeamento pré-operatório minucioso, de modo a minimizar o risco de complicações durante a colocação cirúrgica de implantes pterigóides. Os autores também fornecem uma descrição detalhada da técnica cirúrgica para a colocação de implantes pterigóides, incluindo o uso de ferramentas de navegação e o potencial para cirurgia guiada.

CAPÍTULO 3

ANATOMIA DA MAXILA E DA MANDÍBULA ATRÓFICAS

A reabilitação com implantes tem demonstrado taxas de sucesso mais elevadas de 84-92 %, quando existe osso suficiente no maxilar. No entanto, a atrofia do maxilar não é um fenómeno invulgar e a colocação de implantes convencionais torna-se complicada, pelo que, nestas situações, os implantes modificados entram em ação para a reabilitação do maxilar atrófico. [(3)]

No maxilar, o padrão centrípeto de reabsorção alveolar, a pneumatização dos seios maxilares, a presença de fossas nasais e do ducto nasopalatino e a fraca qualidade óssea complicam a colocação de implantes .[(3)]

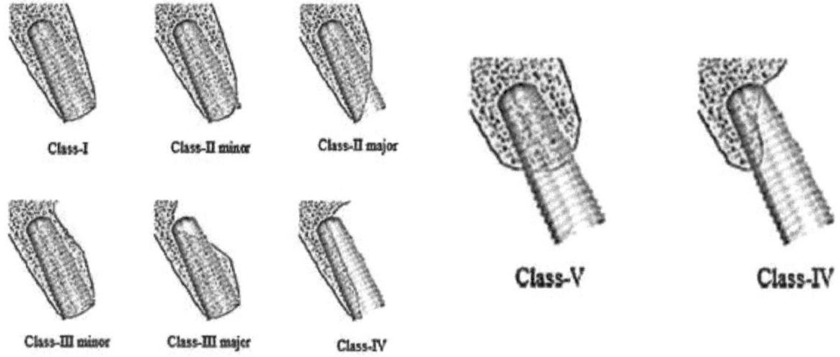

Fig 1: Classificação UCLA da deficiência de crista

*UCLA - Universidade da Califórnia, Los Angeles

Investigações anatómicas utilizando a dissecção de cadáveres permitiram examinar a articulação entre a maxila, o osso palatino e o processo pterigoide do osso esfenoide. As estruturas exactas que oferecem um suporte potencial para a colocação de implantes são a tuberosidade do osso maxilar, o processo piramidal do osso palatino e o processo pterigoide do osso esfenoide. [(5)]

A tuberosidade é a convexidade posterior do rebordo alveolar maxilar. O seu limite medial e posterior é o processo piramidal. O processo piramidal do osso palatino e a superfície anterior do processo pterigoide do osso esfenoide situam-se atrás e ligeiramente medial à tuberosidade.[(6), (7)]

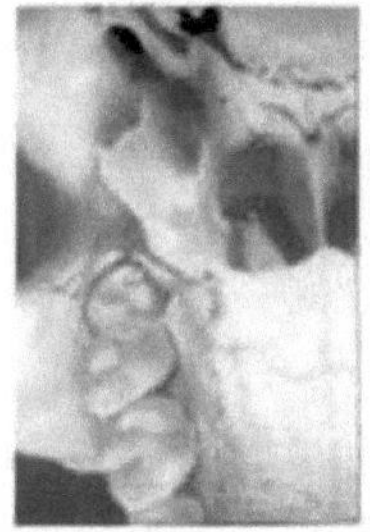
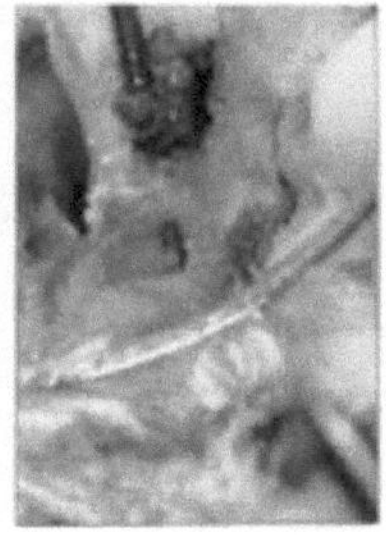
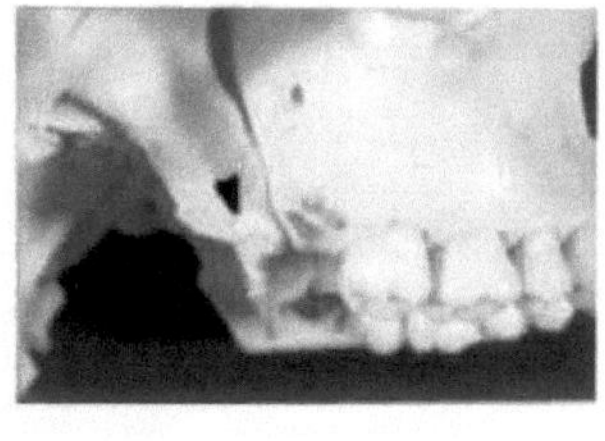

Fig 2: Vista inferior da tuberosidade (azul), do processo piramidal do osso palatino (verde) e das placas pterigóides lateral e medial (vermelho). É demonstrado o trajeto de uma broca helicoidal passando em ângulo através da tuberosidade e emergindo na fossa pterigoide.

Fig. 3: Região de um crânio demonstrando lateralmente a relação entre a tuberosidade, o processo piramidal e o

Este processo liga-se à superfície anterior das placas pterigóides do osso esfenoide e interpõe-se entre a extremidade inferior das placas pterigóides e a tuberosidade maxilar. Esta junção do osso palatino e das placas pterigóides forma uma coluna estreita de osso denso, designada por pilar pterigoide, na qual a porção apical de um implante pode ser fixada. [6]

Se a tuberosidade tiver uma dimensão favorável - altura, largura e comprimento - um implante pode ser colocado com sucesso dentro desta estrutura e evita-se uma colocação mais distal do ápice do implante. No entanto, se a dimensão e/ou a qualidade da tuberosidade for insuficiente, um implante mais angulado medialmente e colocado posteriormente é determinado pelo ângulo da parede posterior do seio maxilar.

O implante deve ser colocado paralelamente à parede posterior do seio para evitar a penetração no seio. [6]

A altura e a largura disponíveis do osso alveolar residual são cruciais para a colocação de implantes, tanto na maxila como na mandíbula.

A insuficiência de osso alveolar residual pode resultar numa colocação subóptima do implante e na subsequente falha do implante. No entanto, o osso disponível em quantidades excessivas também não é uma situação clínica favorável à colocação de implantes, uma vez que pode criar interferências no plano oclusal na restauração concluída. [7]

Para além da adequação do osso disponível, é igualmente desejável um equilíbrio entre o osso cortical e o trabecular. Um excesso de osso cortical pode atrasar a osteointegração, enquanto um excesso de osso trabecular pode limitar a estabilidade inicial do implante. A presença de rebaixos ósseos pode resultar na perfuração do osso cortical [7]

O espaçamento dos implantes é outro fator importante a ter em conta. A proximidade do local de osteotomia proposto com os ápices das raízes adjacentes pode aumentar as complicações. Para uma integração correta e a saúde dos tecidos, recomenda-se que haja um espaço de 3 mm entre dois implantes e entre os dentes e os implantes. Assim, o espaço disponível para colocar dois implantes de 4 mm de diâmetro cada, entre os dentes naturais, deve ser de cerca de 17 mm. [7]

Há considerações anatómicas específicas a ter em conta para as arcadas maxilar e mandibular.

Arco maxilar As estruturas anatómicas importantes no maxilar que podem causar complicações após a colocação do implante incluem o pavimento nasal anteriormente e o seio maxilar posteriormente. [8]

A colocação de implantes na região posterior do maxilar é particularmente difícil quando comparada com a região anterior.

A perfuração do seio isotrópico é uma complicação comummente encontrada quando o comprimento do implante selecionado é superior à altura óssea disponível no maxilar posterior. Este facto foi considerado uma causa potencial de fracasso do implante no maxilar posterior.

Isto pode ser resolvido selecionando um implante curto. Se for necessário utilizar um implante de comprimento padrão nesta situação, pode ser efectuado um procedimento de aumento ósseo para aumentar a altura e o volume do osso. A pneumatização do seio maxilar pode ser observada se a reabsorção do osso tiver ocorrido a partir do aspeto interno das paredes do seio. Isto pode ocorrer com o avançar da idade ou após a perda de dentes. [(8)]

Nestes casos, pode ser necessário um procedimento de elevação do seio externo/interno antes da colocação do implante para evitar a penetração ou perfuração da parede do seio.

No entanto, um implante mais curto pode ser uma alternativa fácil e viável. Os implantes curtos (5 mm) podem ser colocados com sucesso no osso maxilar com uma altura residual de 4 a 6 mm, mas o seu prognóstico a longo prazo é desconhecido.[(8)]

Podem ser utilizados vários materiais de enxerto ósseo. Inicialmente, o osso autógeno colhido da tuberosidade ou da crista ilíaca era o material de enxerto de eleição devido à sua biocompatibilidade inata. Posteriormente, a utilização de aloenxertos, como o osso congelado, o osso liofilizado e o osso desmineralizado liofilizado, tornou-se mais comum, uma vez que a sua utilização eliminava a cirurgia no local do dador. Ao colocar um implante na maxila anterior, deve ter-se o cuidado de evitar perfurar o canal nasopalatino se o local da osteotomia estiver muito próximo do canal. [(8)]

CONSIDERAÇÕES ANATÓMICAS NA MANDÍBULA

A consideração anatómica mais importante ao colocar um implante na arcada mandibular é a localização do canal alveolar inferior que contém os feixes neurovasculares.

O abuso iatrogénico das estruturas vitais, como o nervo e a artéria alveolares inferiores, pode resultar em perda de sensibilidade, alteração da sensibilidade, dor, hemorragia excessiva, etc., após a colocação do implante[(9)] . Por conseguinte, é importante determinar a localização e a configuração do canal mandibular antes da colocação do implante.

A localização do canal mandibular foi classificada radiograficamente como:

- Alto a 2 mm dos ápices do primeiro e segundo molares
- Intermediário
- Baixa
- Outras variações duplicação ou divisão do canal, ausência parcial ou total do canal, falta de simetria.[(9)]

Um estudo realizado por Heasman afirmou que, em 68% dos casos, o canal mandibular atravessava a zona intermédia entre os ápices radiculares mandibulares e o bordo inferior da mandíbula. Em um indivíduo dentado, a distância entre os ápices radiculares dos primeiros e segundos molares e a borda superior do canal mandibular varia de 3,5 a 5,4 mm. No entanto, quando os dentes são perdidos, o osso alveolar residual sofre um grau variável de reabsorção e atrofia. (10)

Levine et al realizaram um estudo em que mediram a distância entre a crista alveolar edêntula e o aspeto superior do canal mandibular e concluíram que o canal se encontrava aproximadamente 17,4 mm inferior à crista alveolar.[11]

No entanto, esta distância pode variar e, por conseguinte, deve ser avaliada em cada caso antes da colocação do implante. A localização do canal mandibular está sujeita a variações, mesmo no plano horizontal.

Kim et al classificaram a localização do canal mandibular na posição vestibulolingual em três tipos:

- Tipo 1: O canal segue a placa cortical lingual no ramo e no corpo da mandíbula (70%).
- Tipo 2: O canal segue o meio do ramo atrás do 2º molar e a placa lingual passando pelo 2º e 1º molares (15%).
- Tipo 3: O canal segue o 1/3 médio ou lingual da mandíbula desde o ramo até ao corpo (15%). [12]

Os desafios anatómicos, como os rebordos mandibulares reabsorvidos e o canal mandibular altamente posicionado, devem ser resolvidos antes da colocação do implante através de procedimentos como o aumento do rebordo, enxertos ósseos e transposição do nervo e da artéria alveolares inferiores. (12)

A presença de grandes toros mandibulares pode dar uma falsa impressão da quantidade de osso disponível, bem como dificultar o contorno do canal mandibular.

As complicações na mandíbula anterior podem surgir devido à colisão do implante com o nervo mental ou a uma perfuração inferior da placa cortical. Assim, a quantidade de reabsorção óssea e a localização do nervo mentoniano na região interforaminal da mandíbula anterior devem ser consideradas antes da colocação do implante. 25 a 38% dos casos apresentam o forame mental localizado coronal ao pré-molar$_{apex.}$ (13,14)

As considerações anatómicas menos frequentes incluem o laço anterior do nervo mentoniano, o forame mentoniano acessório e os canais mandibulares bífidos. [8]

Considerações sobre a densidade óssea para a colocação de implantes:

Len Tolstunov dividiu a maxila e a mandíbula em duas zonas, cada uma dependendo do prognóstico da sobrevivência dos implantes.

De acordo com a sua classificação,

Maxila

Zona 1 - I Pré molar - I Pré molar (escrever como I Pré molar, corrigir onde for necessário) (Zona traumática ou Pré Maxila)

A zona 2 (zona sinusal) representa a área que se estende do II Pré-molar para distal até ao final da maxila.

Igualmente,

andável também está dividida em duas zonas: i.e.

Zona 3- a região inter-foraminal

A zona 4 é a zona dos pré-molares e dos molares.

Os segmentos distais ou posteriores da maxila e da mandíbula, considerados como

Zona 2 e Zona 4 (zona isquémica), atrofiam a um ritmo mais rápido do que a Zona 1 (zona traumática) e a Zona 3. [(15), (16)]

CAPÍTULO 4

DESENHOS DE IMPLANTES MODIFICADOS

Implantes zigomáticos

O tratamento convencional com implantes não pode ser efectuado no maxilar edêntulo em alguns pacientes devido à reabsorção óssea avançada e/ou à presença de seios maxilares extensos, o que leva a quantidades inadequadas de tecido ósseo para a ancoragem dos implantes.

Várias técnicas de aumento ósseo, como a elevação do assoalho do seio e o enxerto ósseo onlay, foram descritas para aumentar o volume de osso de suporte de carga. No entanto, têm sido feitos esforços para procurar alternativas aos procedimentos de enxerto e uma delas, especialmente na maxila atrófica, é a utilização de implantes zigomáticos.

Nos casos em que a altura e largura do osso residual não permite a colocação de implantes dentários convencionais, podem ser considerados procedimentos cirúrgicos, bem como implantes zigomáticos. [(17)]

Com base em experiências em estudos com humanos e animais, Branemark et al.[(18)] relataram que a introdução de um implante no seio maxilar não necessariamente prejudicaria a saúde do seio. Da mesma forma, considerando as elevadas taxas de sucesso da utilização do osso zigomático como ponto de ancoragem para a reabilitação protética em pacientes com defeitos maxilares, desenvolveram um novo tipo de implante designado por fixação zigomática, que poderia obter ancoragem e estabilidade do implante no zigoma. [(17)]

Os implantes zigomáticos, tal como descritos por Malevez et al.[(19)] , são parafusos auto-roscantes de superfície maquinada em titânio comercialmente puro que apresentam uma cabeça protética angulada a 45° para compensar a angulação entre o osso zigomático e o alvéolo. [(17)]

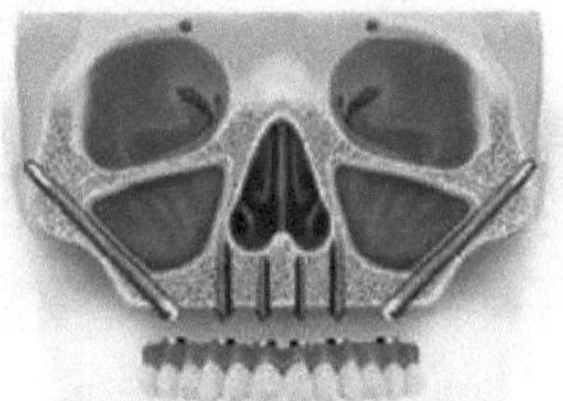

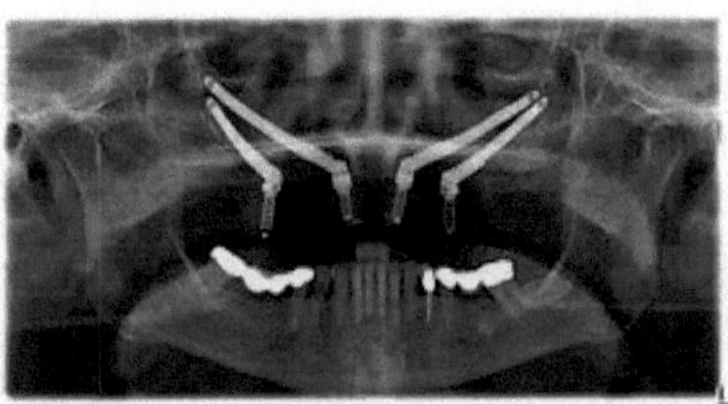

Fig 4: Representação esquemática dos implantes zigomáticos

Fig 5: OPG mostrando implantes zigomáticos

Muitos documentaram a colocação de implantes zigomáticos para utilização como suportes para um obturador ou outras próteses maxilofaciais de maiores dimensões em pacientes que foram submetidos a maxilectomias.

Foram utilizadas 2 concepções de tratamento principais.

1. Em primeiro lugar, nos doentes com osso maxilar anterior suficiente para a colocação de implantes tradicionais, devem ser colocados implantes zigomáticos em cada lado da maxila posterior. Dois ou mais implantes endósteos tradicionais devem

ser colocados no maxilar anterior.

2. Para pacientes sem osso maxilar anterior suficiente, devem ser colocados mais implantes zigomáticos em cada lado da maxila posterior. Ambos os desenhos demonstraram ter elevadas taxas de sucesso quando utilizados para suportar uma prótese dentária fixa ou uma sobredentadura. [(20)]

Indicações

Os implantes zigomáticos são indicados para o rebordo maxilar severamente reabsorvido. Outras indicações específicas para os implantes zigomáticos são as seguintes:

1. Pacientes com uma maxila posterior severamente reabsorvida que necessitam de uma prótese suportada por implante. Estes pacientes podem incluir aqueles com doenças sistémicas que causam reabsorção do maxilar.
2. Doentes submetidos a ressecção maxilar ou radioterapia, doentes imunocomprometidos ou com deformidades congénitas, como fenda palatina grave ou epidermólise bolhosa.
3. Doentes para os quais o enxerto ósseo não seria desejável devido a uma possível morbilidade do local doador, aumento da dor, tempo cirúrgico mais longo ou mesmo aversão cultural/religiosa a material ósseo estranho.
4. Estes implantes também podem ser utilizados em combinação com implantes convencionais na zona anterior.[(20)]

Contra-indicações

As contra-indicações para os implantes zigomáticos são semelhantes às da colocação normal de implantes dentários, que são as seguintes:

1. A dependência do tabaco,
2. Radioterapia da cabeça e pescoço e terapia com bifosfonatos .[(20)]

Alguns autores afirmam que, como os implantes zigomáticos atravessam frequentemente o seio maxilar, a sua colocação pode aumentar o risco de sinusite maxilar crónica. Assim, para pacientes propensos a infecções do trato respiratório superior, que fecham o óstio do seio, os implantes zigomáticos podem ser contra-indicados.[(20)]

Desenhos de implantes para implantes zigomáticos

O acessório original Branemark personalizado para o zigoma foi concebido para ser inserido a partir do aspeto palatino do maxilar reabsorvido na região do segundo pré-molar, através do seio maxilar até ao osso compacto do zigoma.

Inicialmente, tinha as caraterísticas de um implante convencional, mas com comprimento e diâmetro aumentados. Era um implante de titânio auto-roscante com uma superfície maquinada e disponível em comprimentos de 30-52,5 mm. A parte apical roscada tinha um diâmetro de 4 mm e a parte crestal tinha um diâmetro de 4,5 mm. A cabeça do implante estava equipada com uma rosca interior para a ligação de pilares padrão. Posteriormente, a cabeça do implante foi angulada a 45°.

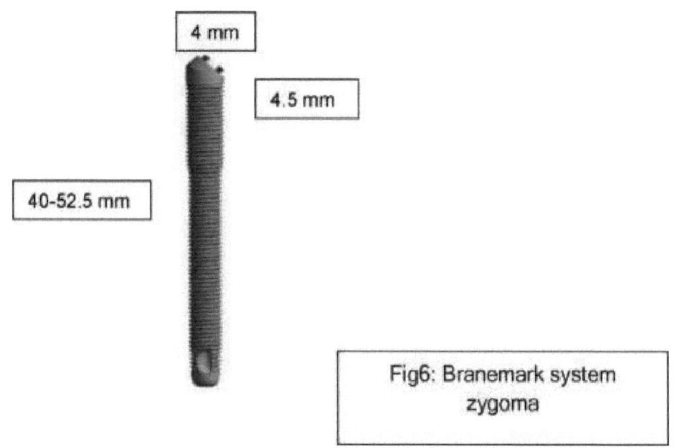

Fig6: Branemark system zygoma

No dispositivo de fixação atual, a superfície evoluiu para uma superfície roscada oxidada moderadamente rugosa e a cabeça inclui um parafuso de acionamento do implante que permanece no interior do implante, oferecendo uma rosca interna para a ligação de pilares- zigomáticos' especiais. [21],[22]

Atualmente, os implantes zigomáticos estão disponíveis comercialmente em, pelo menos, três empresas diferentes que

Oferta

a. implantes com uma superfície rugosa oxidada,
b. um corpo liso a meio do implante,
c. um colo mais largo na crista alveolar e
d. uma angulação de 55° da cabeça do implante. [6]

A cirurgia de implante zigomático é uma técnica avançada de implantologia dentária. O cirurgião deve estar totalmente concentrado na técnica cirúrgica e instalar o implante na posição ideal do ponto de vista anatómico e protético. Um sistema de implante zigomático inadequado pode trazer complicações tanto de imediato, no período trans-cirúrgico, como no pós-operatório tardio.

Critérios de seleção:

As caraterísticas ideais que um sistema de implante zigomático deve apresentar para melhor resolver as necessidades clínicas são:

1) Comprimentos dos implantes zigomáticos

No caso dos implantes dentários convencionais, isto não é normalmente um grande problema. No entanto, no caso dos implantes zigomáticos, existem diferenças essenciais entre os vários sistemas de implantes.

Na prática, ao instalar quatro implantes zigomáticos, os implantes anteriores serão sempre maiores do que os implantes posteriores, por razões anatómicas.

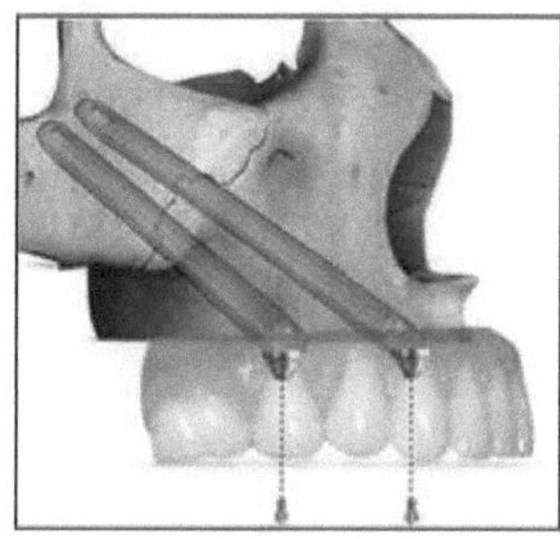

Fig. 7: Diferentes implantes zigomáticos

Em casos como o All-on-4 Zygoma (Quad-Zygoma), o **comprimento dos implantes pode tornar-se algo decisivo** para a resolução de alguns casos de forma ideal. (23,24)

As dimensões dos implantes zigomáticos a utilizar em cada caso não dependem apenas da anatomia de cada paciente, mas também do posicionamento tridimensional dos implantes. O BIC (contacto osso-implante) varia entre pacientes, mas também pode variar no mesmo paciente, dependendo da posição em que o implante é instalado.

Hoje em dia, é possível determinar a área máxima de ancoragem do implante zigomático no corpo do zigoma com o planeamento virtual. A partir daí, posicionar a cabeça do implante na posição mais favorável relativamente ao rebordo residual e à emergência protética do parafuso. Além disso, um ajuste mais avançado, um ajuste fino dos três parafusos de fixação do implante.

A posição dimensional do implante no osso zigomático também é possível. (25)

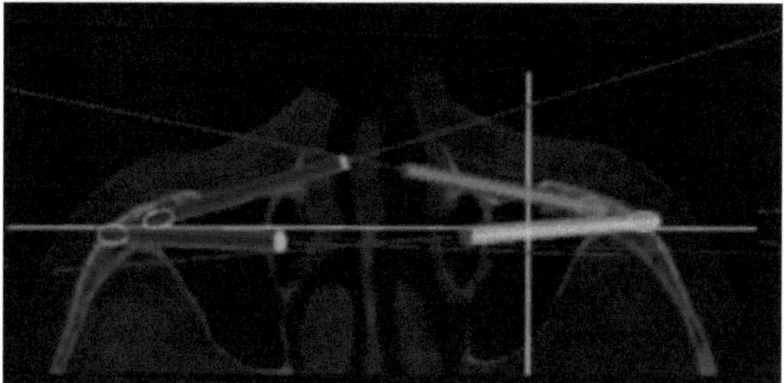

Fig8: Posição ideal do implante zigomático 3D

No planeamento virtual 3D, é possível planear, sob uma vista axial, a distância entre a osteotomia e a cortical interna e externa do osso zigomático.

Pode ser um fator crucial na estabilização dos implantes zigomáticos e na prevenção de uma possível fratura da cortical externa do osso zigomático.

Com este grau de planeamento, a utilização de implantes "mais longos do que o habitual" é muito comum nos casos de implantes zigomáticos quádruplos (zigoma quádruplo). **(19)**

Tabela 1. Sistemas de implantes com diferentes comprimentos (25)

Empresa	Comprimento do implante zigomático
SIN. Sistema de implantes	32,5 mm a 62,5 mm
Implantação	35mm a 60mm
Implantes do Sul	35mm a 60.0mm
Noris Medical	30,0mm a 60,0mm
ImplanteSwIss	35mm a 60mm
Implante IDC	35mm a 60mm
DSP	30mm a 57mm
Titaniumfix	30,0mm a 55,0mm
Neodent-Strauman	30mm a 55mm
Conexão	30,0mm a 55,0mm
Noble Biocare - Branemark	30,0mm a 52,5mm
Nobel Biocare - NobelZygoma 0°	30,0mm a 50mm
Tecom Implantologia	35mm a 52,5mm
JDentalCare	30mm a 52,5mm

2) Desenho e superfície dos implantes zigomáticos

A discussão neste ponto será efectuada em função das áreas do implante zigomático.

a. O ápice dos implantes zigomáticos.

O ápice é a parte do implante zigomático onde ocorrerá a maior parte da inserção do implante zigomático no osso. Em algumas situações, existe um osso residual na região da crista maxilar, mas é na região do corpo do zigoma que ocorrerá a maior área de osseointegração. [(25)]

Uma vez que a cirurgia de implantes zigomáticos tem como objetivo promover a carga imediata, muitos cirurgiões podem imaginar imediatamente um ápice com um design de rosca agressivo para promover uma estabilidade primária óptima. Assim, a carga imediata poderia ser efectuada sem receio de micro-movimentos durante a função mastigatória.[(24)]

Ao colocar um implante zigomático, devemos ter sempre em conta que o tipo de osso que vamos encontrar durante a osteotomia é um osso com uma **forte tendência para ser corticalizado.**

Lembre-se que temos uma diferença significativa na cirurgia da mandíbula em relação ao implante zigomático. Na mandíbula, o ápice do implante é completamente intraósseo (a não ser que se bicorticalize o mento e o instale para além do osso basal da mandíbula). Tal situação é improvável na cirurgia do maxilar inferior, mas nos implantes zigomáticos, **acontece no osso zigomático.**

Durante uma osteotomia, a externalização da ponta da broca através da cortical externa do osso zigomático também pode ser efectuada. Após a medição do mesmo, é selecionado um implante zigomático. Por vezes, o implante pode ser instalado e o ápice do implante pode exceder ligeiramente o limite da cortical externa do zigoma. Não é uma manobra desejável e intensiva, mas pode acontecer. [(19,24,25)]

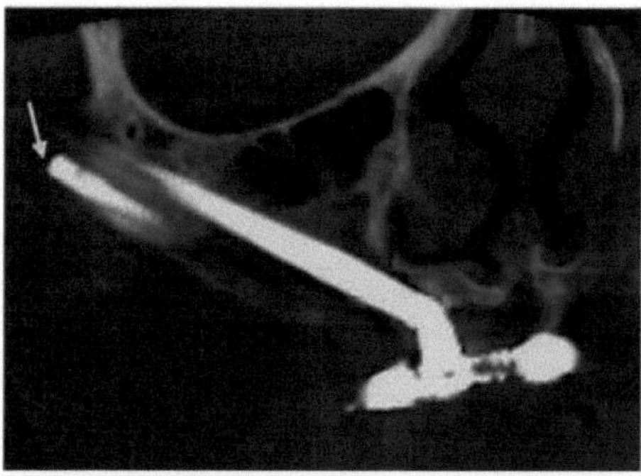

Fig. 9: Durante uma osteotomia, exteriorização da ponta da broca através da cortical externa do osso zigomático

O ápice do implante zigomático **tem de promover um bom torque de inserção, mas tem de ser concebido para osso corticalizado.** Isso significa que precisamos de roscas menos agressivas. Não é incomum que a cirurgia de implante zigomático tenha um torque de instalação excessivo. Se o cirurgião insistir em tentar continuar a instalação do implante com torques muito acima do normal, pode haver problemas mecânicos na montagem do implante, como quebra do parafuso ou até mesmo fratura do osso zigomático. [22,25]

Alguns deles têm uma forma de rosca concebida para osso mole, o que não é adequado para osso denso. Este facto pode dificultar um pouco a instalação do implante em osso de tipo I ou II.

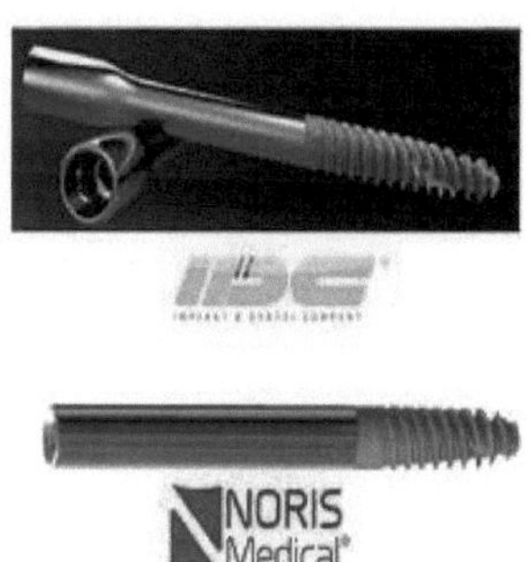

Fig. 10: Implantes IDC e NORIS Zygomati

Outros fabricantes de implantes zigomáticos optam por um ápice optimizado para o bloqueio; no entanto, a parte final do ápice permanece afiada. Se uma inserção ocorre além do limite da cortical externa do corpo do zigoma, este ápice pode ser mais percetível à palpação cutânea. (25)

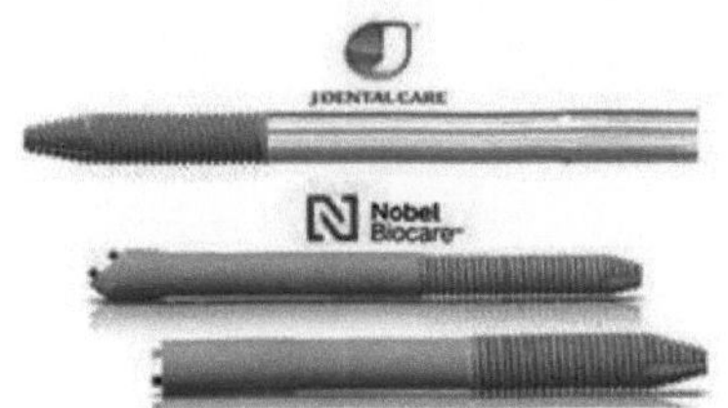

Fig. 11: J dental Care e implantes Zigomáticos Nobel Biocare

O ápice do implante NobelSpeed é semelhante à forma do ápice dos implantes zigomáticos Nobel. O NobelSpeed foi concebido para expansão óssea e subpreparação.

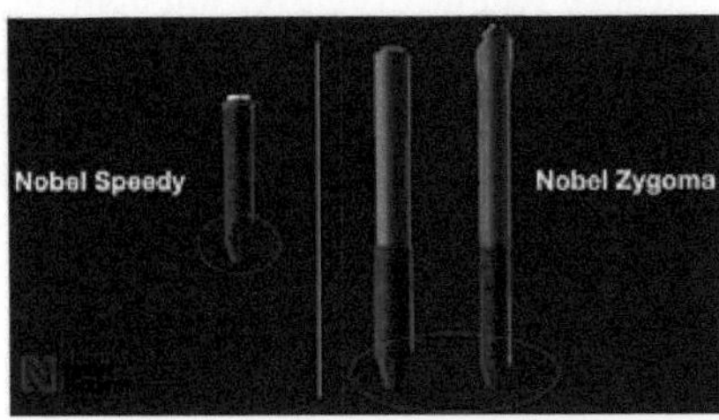

Fig. 12: Nobel Speedy e Nobel Zygoma

Por fim, existem implantes zigomáticos cujas roscas não são tão agressivas e o vértice final é arredondado.

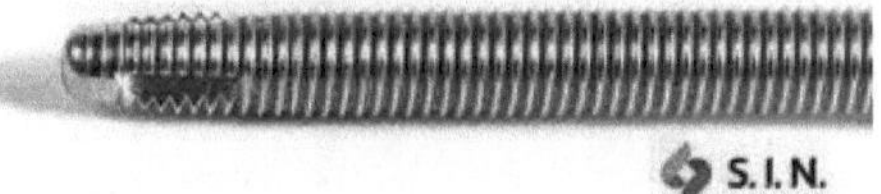

"вмввиижс Fig. 13: Implantes zigomáticos S.I.N

Este modelo foi descontinuado.

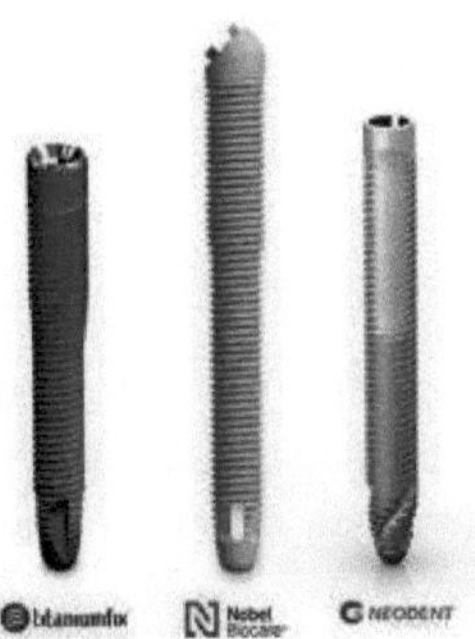

Fig. 14: Implantes zigomáticos de ponta arredondada

b. Região cervical

A maioria das empresas concentrou muita atenção e estudo na região cervical dos implantes convencionais.

O tipo de conexão, plataforma, desenho e tratamento de superfície são algumas

variações estudadas para otimizar ao máximo a osteointegração nesta região e manter a estabilidade dos tecidos a longo prazo. A este respeito, parece que o tratamento de superfície tem vantagens na manutenção da estabilidade óssea peri-implantar. [25]
Muitos conceitos aplicados aos implantes convencionais não podem ser transportados diretamente para os implantes zigomáticos, como veremos mais adiante.[25]
i. O primeiro conceito que temos que entender é que a principal área de osseointegração do implante zigomático ocorrerá no corpo do osso zigoma.
A osseointegração na região cervical só seria desejável quando houvesse osso residual nessa região, o que nem sempre acontece. É comum que os implantes zigomáticos sejam completamente exteriorizados (técnica extra-sinusal), apenas com um ligeiro apoio no osso residual da maxila. [25]
Algumas empresas de implantes zigomáticos produzem apenas um modelo de implante zigomático para todas as situações clínicas. No entanto, outras oferecem 3 opções de desenho de implantes que podem ser selecionados de acordo com cada situação específica.
Para fins didácticos relativamente às diferentes possibilidades, classificaremos os implantes zigomáticos em 3 modalidades de acordo com o desenho da região cervical:

Modelo I

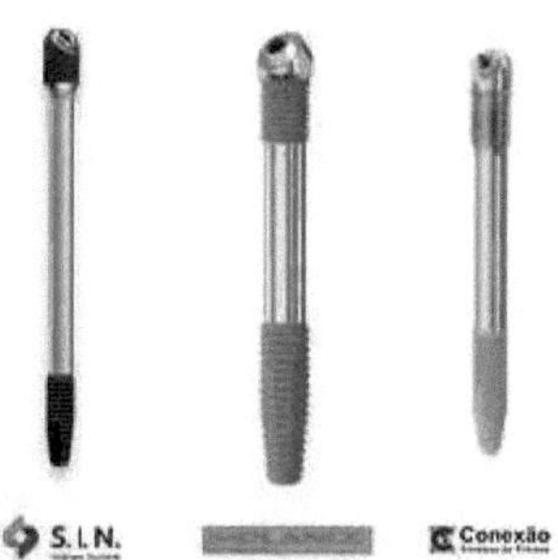

Fig. 15: Modelo I de implantes zigomáticos

Neste modelo de implante zigomático, existem roscas e tratamento de superfície na porção apical, a superfície é polida na região intermédia, e na porção cervical, o implante tem tratamento de superfície e roscas.
Esse tipo de implante é indicado para situações em que há um grande osso residual na região do rebordo alveolar. Assim, é possível instalar o implante zigomático de forma que a região cervical permaneça com inserção óssea completa. O tratamento de superfície e as roscas visam favorecer a osseointegração nessa região. Nos implantes convencionais, a presença deste colar pode diminuir a perda óssea. [23]
Embora esta osseointegração ao nível do rebordo alveolar não tenha muitas contribuições na estabilização final do implante zigomático como um todo, uma vez que a ancoragem principal será no corpo do zigoma, esta situação é teoricamente desejável devido à estabilidade tecidual que a osseointegração promove nesta região.
Mas, qual seria a indicação ideal para este desenho de implante zigomático?
Situações em que existe um osso residual fino na região dos pré-molares, em que a

cabeça do implante necessita de uma posição mais posterior (devido à relação maxilo-mandibular), não permitindo que um implante convencional seja angulado para anterior, ou seja, num caso em que não é possível realizar o Allon4 Standard (situação invulgar).
Ao instalar o implante, mantendo esta crista óssea residual para manter a osseointegração ao longo da cervical do implante, temos de deixar este implante com a cabeça palatina deslocada relativamente à crista residual.
É uma posição razoável, mas é possível deixar a emergência do parafuso protético estritamente ao nível do rebordo alveolar, o que melhora ainda mais o resultado protético.
Se fizermos isso, notamos que toda a região cervical tratada do implante acaba ficando fora do osso. Com isso, além de perdermos a finalidade dessa superfície (que seria a osseointegração cervical), essa área passa a ser coberta apenas por tecido mole.
A fricção gerada pelo movimento do tecido mole (durante a fala, mastigação e escovagem) sobre os fios pode levar à deiscência do tecido.
Portanto, este tipo de implante zigomático faz sentido em termos conceptuais, mas na prática, nem tanto. No planeamento virtual, é possível prever as caraterísticas e nuances de cada caso e assim definir se este modelo de implante fará sentido ou não.
Relativamente à gama de tamanhos disponíveis, estes implantes com esta configuração são fornecidos em vários tamanhos, desde 35mm a 60mm. Isto significa que temos soluções para a maioria dos casos de Hybrid Allon4 e Zygoma. (25)
Quando o All-on-4 Zygoma é efectuado, os implantes anteriores são quase sempre totalmente exteriorizados. Por isso, este tipo de roscas cervicais e tratamento de superfície do implante zigomático não traria nenhuma vantagem (nem para a osseointegração nem para a estabilidade do tecido). Estes implantes acabam normalmente por ser muito mais compridos do que os posteriores.

Modelo II

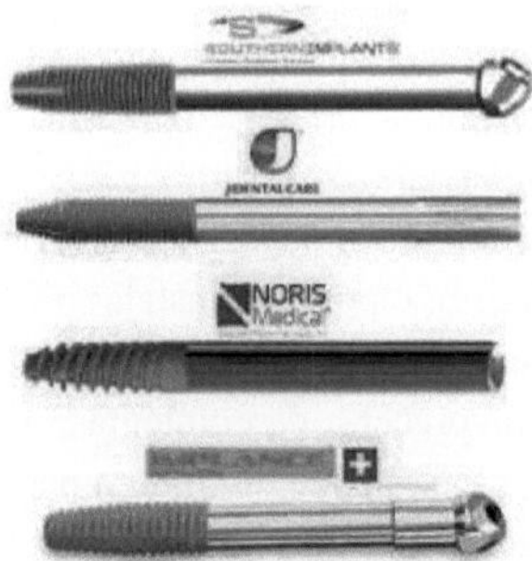

Fig. 16: Modelo II de implantes zigomáticos

Este modelo de implante zigomático tem tratamento de superfície apenas na porção apical e é indicado para casos de atrofia severa onde teremos implantes zigomáticos totalmente exteriorizados (técnica extra sinusal).
Nestas situações, recomendamos a instalação dos implantes de modo a que a cabeça

do implante seja suportada pelo osso residual. (17)

Modelo III

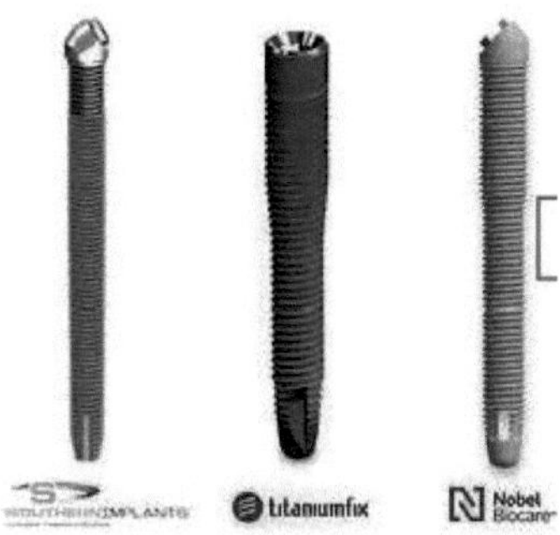

Fig. 17: Modelo III de implantes zigomáticos

Esse é o desenho dos implantes zigomáticos tradicionalmente utilizados. Possuem roscas em toda a sua extensão, podendo ser usinadas ou com tratamento de superfície. A Neodent/Straumann lançou recentemente uma nova linha de implantes zigomáticos em que manteve as roscas e o tratamento de superfície em todos os implantes, mas deixou um segmento da região cervical sem roscas, o que pode favorecer a acomodação dos tecidos. (26),(25)

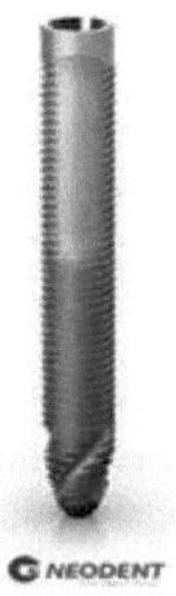

Fig. 18: Implante zigomático Neodent

A Nobel Biocare tem uma linha de implantes zigomáticos com tratamento de superfície mas sem roscas.

Não existem estudos aleatórios que comparem qual destas alternativas é a melhor a longo prazo. Por isso, o senso clínico e as experiências individuais são as nossas únicas formas de decisão.

c. A espessura dos implantes zigomáticos

Tal como acontece com os comprimentos, existe uma grande variação entre as espessuras dos implantes zigomáticos entre as diferentes marcas.

A tabela abaixo compilou a dimensão do corpo do implante dos principais sistemas de implantes zigomáticos:(25)

Tabela 2: Dimensões do corpo do implante dos sistemas de implantes zigomáticos

Company	Zygomatic Implants Width (final third)
Southern Implants (ZYGAN, ZYGEX)	3.4mm
IDC Implant	3.75mm
Titaniumfix	3.75mm
S.I.N. Implant System	3.85mm
DSP	3.9mm
Noble Biocare - Branemark	3.9mm
Neodent-Strauman	4.0mm
Conexão	4.0mm
Southern Implants (ZYG55, ONC-55)	4.1mm
Noris Medical	4.2mm
Implance	4.3mm
JDentalCare	4.3mm
ImplantSwiss	4.3mm
Nobel Biocare - NobelZygoma 0°	5.0mm

A fratura do implante zigomático é rara, mas existem alguns relatos na literatura. Pode estar relacionada com a falta de esplintagem dos implantes com a barra metálica, excesso do cantilever anterior ou falta de suporte da cabeça do implante na região cervical.

d. Tratamento da superfície do implante zigomático

O osso zigomático é diferente do osso posterior da maxila. Na região zigomática, há uma grande tendência à corticalização devido à inserção do poderoso músculo masseter.

Se fizéssemos uma analogia, poderíamos dizer que o osso zigomático é um osso semelhante à mandíbula.

O tratamento de superfície melhora a osseointegração no caso de osso de baixa qualidade.

Além de ser um osso corticalizado, existe uma peculiaridade dos implantes zigomáticos, que é a possibilidade de tetra-corticalização, ou seja, o implante zigomático atravessa a região zigomática de anterior para posterior e pode ter uma ancoragem em 4 corticais ósseas. [(23)]

Balshe salientou-o de forma elegante: Embora os implantes de superfície rugosa tenham sido associados a um maior contacto osso-implante e a uma melhor cicatrização precoce, a taxa de sobrevivência não apresenta diferenças significativas. Esta conclusão não é surpreendente, uma vez que o contacto osso-implante não é o único fator na sobrevivência a longo prazo. Em vez disso, é provável que a sobrevivência do implante esteja relacionada com uma multiplicidade de factores que contribuem para o desempenho contínuo.[23]

Também no caso de ser necessário remover o implante zigomático por qualquer motivo, o tratamento da superfície promoverá um aumento do torque para a remoção do implante.

5) Montadores de implantes zigomáticos

É comum instalar implantes zigomáticos com um valor de torque de inserção elevado. Valores de torque demasiado elevados podem danificar a conexão protética ou causar a fratura do montador ou do parafuso. Por este motivo, é crucial, durante a instalação cirúrgica do implante zigomático, que o cirurgião não insista em prosseguir com a instalação se o binário for demasiado elevado.

Alguns cirurgiões preferem iniciar a instalação com a peça de mão e, depois de atingir o binário de 45N, a instalação do implante zigomático é concluída com a chave de instalação manual. A chave de instalação permite a utilização de valores de torque manual elevados. Como não nos dá a possibilidade de uma leitura exacta do torque de inserção, esta perceção acaba por ser algo subjectiva, podendo ser atingidos torques muito elevados que ultrapassam o limite de tolerância mecânica do montador.

O Sistema de Implantes SIN orienta um binário máximo de instalação de 80N. [27]

Titaniumfix recomenda um binário máximo de instalação para o implante zigomático de **apenas 45N.cm.** [25]

Estes implantes têm uma ligação interna e, como a plataforma é 0o, podem ser instalados sem um montador, o que teoricamente teria mais resistência em comparação com os implantes com montadores.

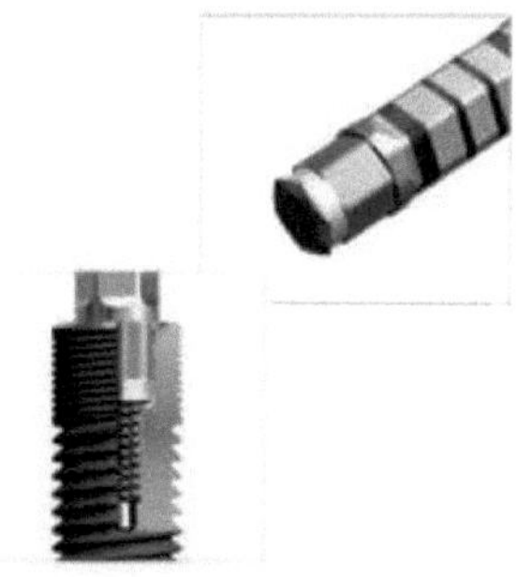

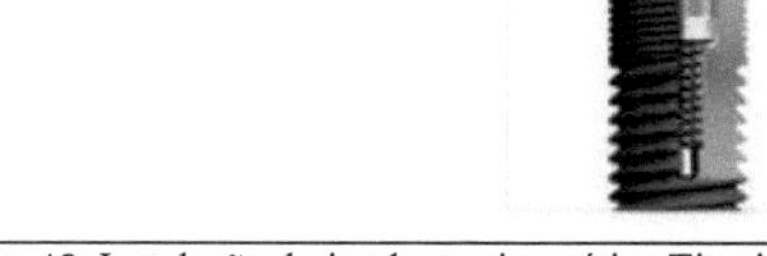

Fig. 18: Instalação do implante zigomático Titanium Fix

O tema do torque de inserção é algo, até certo ponto, um pouco aberto a muita discussão. Por um lado, alguns cirurgiões valorizam e dão prioridade à conceção de implantes optimizados para uma estabilidade primária máxima. Por outro lado, alguns cirurgiões referem que não são desejáveis binários elevados e preferem binários de inserção mais pequenos. Nesse caso, planeiam atribuir parte da responsabilidade ao tratamento da superfície. [25]

5) Implantes zigomáticos Componentes protéticos

A resolução protética ideal do caso dependerá principalmente da posição final em que o implante zigomático foi instalado. A escolha do componente protético ideal visa otimizar a emergência do parafuso protético e manter uma posição vertical compatível com a espessura dos tecidos moles.

Assim, quanto maior for a gama de possibilidades de alturas e angulações, melhor será para o cirurgião ou protésico terminar o caso de forma ideal.[25]

A maioria dos sistemas de implantes zigomáticos tem implantes com a cabeça do implante já angulada em relação ao corpo do implante. Este ângulo pode ser de 45 ° (SIN, Branemark System, NobelZygoma 45 °) ou 55 ° graus (SouthernImplants, ImplantSwiss).

Existe uma tendência para os implantes zigomáticos com uma cabeça de 45 ° promoverem uma boa resolução protética, mas um aumento deste ângulo melhoraria esta relação com o rebordo, pelo que talvez os implantes com uma cabeça pré-angular de 55 ° possam ser uma alternativa vantajosa.

Uma vez instalado o implante, é necessário escolher o componente protético com a altura ideal.

Por vezes, quando se utiliza a técnica externalizada (extra-sinusal), a cabeça do implante é apenas suportada por um ligeiro toque no rebordo alveolar. Nestas situações, são normalmente necessários os componentes inferiores de 2 mm.

O importante é individualizar cada caso em conformidade; por conseguinte, o sistema de implantes deve disponibilizar várias alturas. Mesmo com implantes zigomáticos com a cabeça já angulada a 45° ou 55°, a possibilidade de instalar componentes angulados nestes implantes pode otimizar ainda mais a relação ideal da emergência do parafuso protético. [25]

Algumas empresas oferecem esta alternativa. Mais recentemente, alguns sistemas de implantes zigomáticos começaram a produzir implantes de cabeça 0° (JDentalCare, Noris, NobelZygoma 0°, IDCImplants, Titaniumfix, Neodent). Uma vantagem seria a maior flexibilidade de opções na resolução protética, para além das conexões serem internas.

Outra vantagem é o facto de estes implantes poderem ser instalados sem a necessidade de montadores, o que minimiza a possibilidade de complicações mecânicas durante a instalação sob elevado binário.

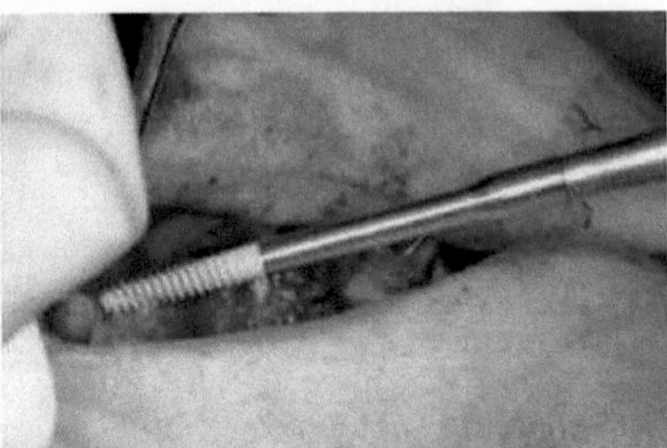

Fig. 19: Implante zigomático IDC (impressão do catálogo)

Uma vez instalado o implante zigomático, a posição antero-posterior da emergência protética pode ser selecionada com o encaixe do componente protético. No entanto, temos efectuado este ajuste fino nos implantes que já têm uma cabeça angulada a 45°, rodando apenas o próprio implante (com um montador) sem problemas significativos.[25]

A suposta flexibilidade da instalação de implantes a 0 ° só pode ser real se existir uma vasta gama de alternativas de componentes protéticos. Temos de compreender que precisamos de opções que nos dêem alternativas tanto em termos de ângulos como de alturas. Isto nem sempre é verdade para alguns sistemas.

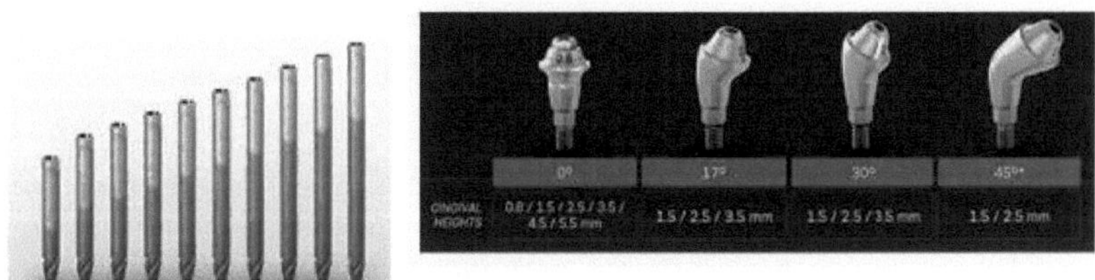

Fig. 21: Implantes zigomáticos Neodent-Straumann

Fig. 22: Pilares de implante zigomático Neodent-Straumann

Clinicamente, é necessária uma angulação de pelo menos 45 ° para resolver os nossos casos.

Idealmente, este ângulo poderia ser de 55° ou mesmo superior. [26]

A utilização de mini-abutments angulados a 30 ° e 17 ° em implantes zigomáticos a 0 ° é rara.

Esse tipo de pilar reto tem sua indicação apenas para implantes instalados na região paranasal, ou seja, não são implantes zigomáticos, são implantes longos (em torno de 20 a 26mm). [26] **2 opções de altura do componente protético,**

- **1,5 mm**
- **2,5 mm,**

o que pode ser uma importante caraterística limitadora deste sistema.

Algumas empresas têm uma escolha de componentes com um ângulo de 45 ou 60 °, como o NobelZygoma0 °.

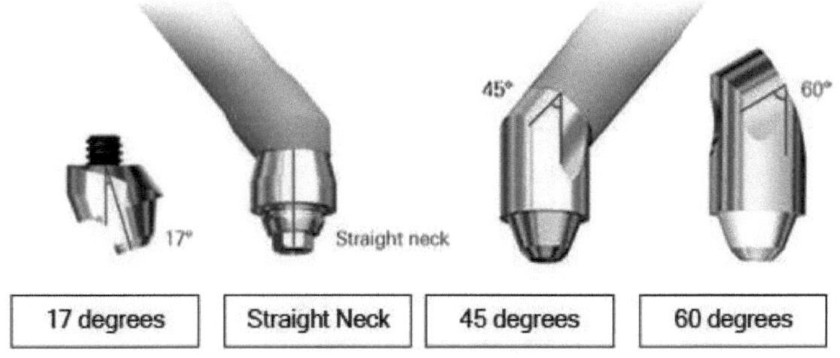

Fig. 23: Nobel Zygoma

Para além das opções de 45 ou 60 °, o sistema de implantes Noris apresenta uma opção intermédia de 52 °. Uma das vantagens do Noris MultiUnit é a ausência de cavidade lateral do parafuso. (25)

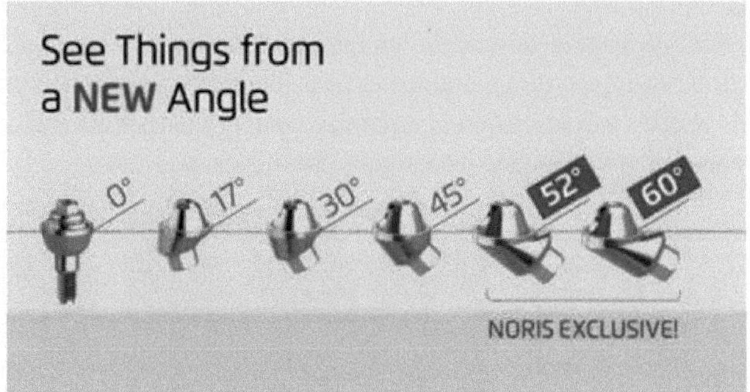

Fig. 24: Pilares dos implantes zigomáticos Noris

Mini-abutment (Multi-Unidade)

O Mini Abutment é vendido como tendo diferentes alturas transmucosas, funciona como uma extensão do comprimento do implante e não como um pilar com diferentes alturas gengivais.

Faz com que a emergência do parafuso protético se desloque no sentido vestíbulo-palatino, definindo a altura ideal de acordo com a espessura do tecido mole, como na imagem abaixo. (24)

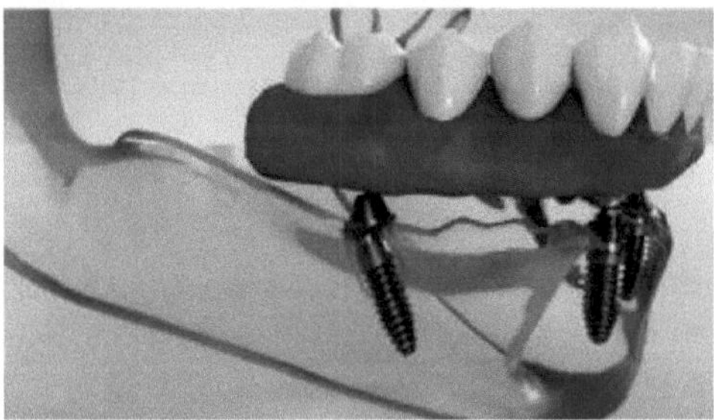

Um pilar angulado com variação real de altura seria como o da Nobel Biocare.

NobelZygoma 0°

Multi-unit Abutments

45°

6mm

8mm

10mm

60°

6mm

8mm

Fig. 25: Pilares de implantes Nobel Zygomatic

Desta forma, é possível selecionar a altura ideal sem interferir com a posição vestibular-palatina da emergência do parafuso protético.

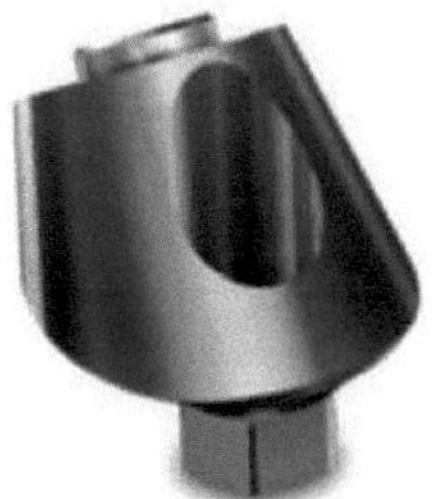

Fig. 26: Pilar de implante zigomático TitaniumFix

Os componentes Titanium Fix, para além de terem apenas ângulos de 17 e 30 graus, têm apenas duas alturas disponíveis de 2 e 3 mm. Mas o pior aspeto deste sistema é o facto de o parafuso ser inserido no lado do pilar. **Qualquer pequena deiscência de tecido pode expor este orifício ao ambiente oral.**

Se utilizarmos implantes zigomáticos com um ângulo de 45o, temos uma posição óptima relativamente à emergência protética; a possibilidade de utilizar componentes angulados é uma vantagem dos sistemas Nobel e DSP.

7) Kit cirúrgico de implante zigomático

É interessante notar que alguns sistemas de implantes zigomáticos ainda insistem na broca inicial no formato esférico, o que é péssimo para a perfuração inicial. Além de promover oscilações mais significativas, esse tipo de broca tem grande dificuldade e instabilidade para cortar superfícies oblíquas.

Veja abaixo os principais designs das brocas dos sistemas de implantes zigomáticos NORIS™.

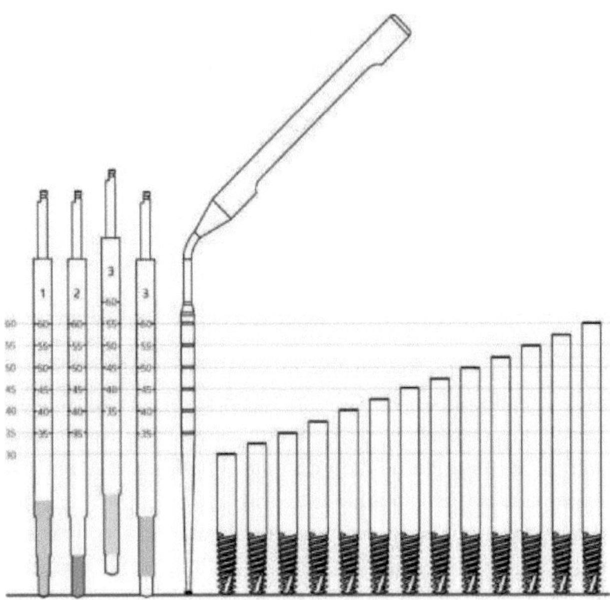

Fig. 27: Brocas para implantes zigomáticos

A conceção final inclui então:

. Um diâmetro do ápice mais estreito de 3,4 mm. Isto é possível porque os implantes são fabricados com titânio especial de Grau 4 trabalhado a frio, que demonstrou em experiências de bancada aumentar a resistência à fadiga.

- Uma porção apical cónica e rugosa para aumentar a estabilidade primária e corresponder às osteotomias minimamente invasivas

. Corpo e cabeça do implante maquinados e torneados para evitar a adesão bacteriana

. Uma correção do ângulo de 55° na plataforma do implante que optimiza versatilidade protética

. Um modelo com uma secção de porção média plana para reduzir a tensão dos tecidos moles quando colocado no maxilar extra

. Um modelo com uma secção média redonda para se adaptar a uma osteotomia de tipo túnel quando colocada intra-sinus

. Um transportador com o mesmo diâmetro exterior que o implante para facilitar a colocação do implante e preservar a crista óssea. [25]

Protocolos cirúrgicos

Foram descritas várias abordagens cirúrgicas para a colocação de implantes zigomáticos, que demonstraram ser bem sucedidas.

A abordagem mais comum e básica, conhecida como abordagem intrasinus, será explicada em primeiro lugar. Outras abordagens serão então descritas como variações ou modificações da abordagem intrasinus. **(28)**

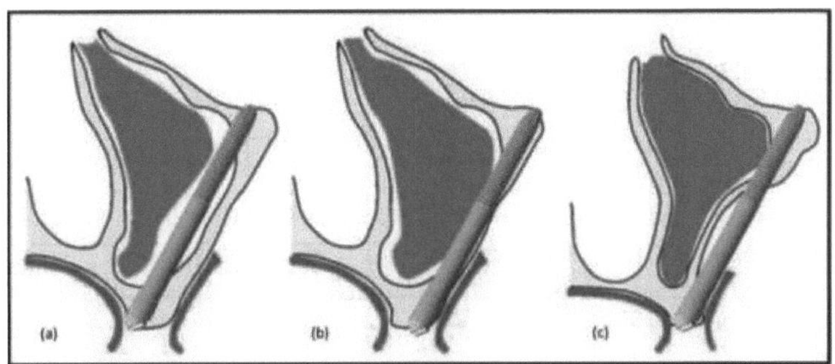

Fig. 28: Ilustração das técnicas de colocação de implantes zigomáticos: intrasinus (**a**), na parede da maxila (**b**) e extrasinus (**c**).

Abordagem intra-sinusal [20]

1. Incisão cirúrgica e retalho

É efectuada uma incisão na crista maxilar no aspeto palatino da crista maxilar, desde a área do primeiro molar até ao primeiro molar oposto.

Um retalho é então elevado para expor a superfície lateral da maxila até que o processo zigomático seja revelado, semelhante ao retalho utilizado numa osteotomia LeFort 1. O feixe neurovascular infra-orbital também deve ser visualizado.

Nesta altura, devido à colocação da incisão, tanto o aspeto vestibular como o palatino da crista alveolar devem estar completamente expostos.

2. Janela lateral

Deve ser efectuada uma janela no aspeto lateral do seio maxilar, bilateralmente, perto do bordo inferior da crista zigomática. Isto pode ser efectuado com uma peça de mão rotativa e uma broca redonda, Piezo, ou qualquer outro instrumento que seria normalmente utilizado para a osteotomia de uma abordagem de janela lateral para uma elevação do seio maxilar.

As dimensões da janela devem ser tais que facilitem a visualização da broca do implante e do próprio implante zigomático. O tamanho sugerido é de aproximadamente 10 mm.

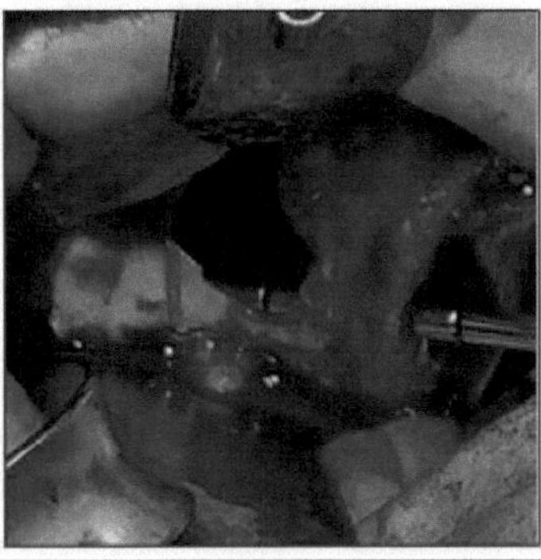

Fig. 29: As dimensões da janela devem ser tais que facilitem a visualização da broca do implante e do implante

zigomático.

3. Elevação da membrana Schneideriana

À semelhança da técnica utilizada para uma elevação do seio maxilar com janela lateral, a membrana do seio maxilar deve ser cuidadosamente elevada das paredes inferior, lateral e superior do seio maxilar.

Isto é para evitar a perfuração da membrana pela broca do implante ou pelo próprio implante. Embora isso não seja necessário para o sucesso do implante zigomático, é ideal, pois alguns teorizaram que pode diminuir a chance de uma comunicação oroantral e futura doença sinusal. No entanto, muitos autores actuais não consideram este risco significativo.[20]

4. Osteotomia de implante

Com base no planeamento pré-cirúrgico e protético, a broca de implante zigomático deve ser utilizado para iniciar a osteotomia na crista alveolar, no ponto em que a cabeça do implante irá emergir.

A osteotomia deve ser continuada numa direção superior-lateral-posterior, através da crista alveolar, para dentro da cavidade sinusal, e eventualmente terminar na camada cortical superior do próprio zigoma. É importante utilizar um protetor de broca especializado durante a formação da osteotomia para evitar o contacto entre o eixo da broca e o tecido mole circundante.

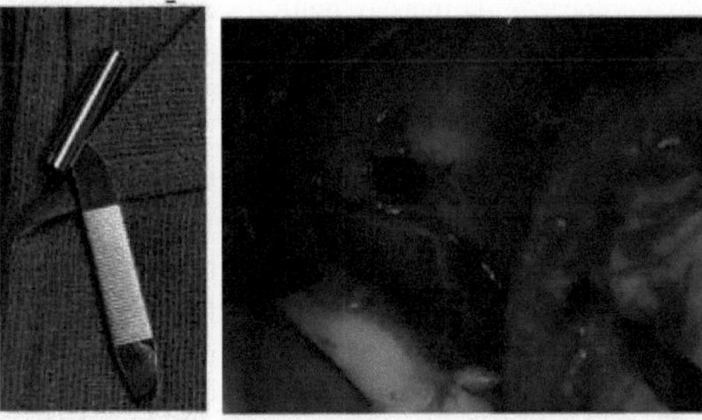

Fig. 30: É importante utilizar um protetor de broca especializado durante a formação da osteotomia, de modo a evitar o contacto entre o eixo da broca e o tecido mole circundante.

Fig. 31: Local da osteotomia

Tal como nos implantes endósteos tradicionais, as brocas zigomáticas são utilizadas sob irrigação e por ordem crescente de largura até se atingir o tamanho adequado.

Nesta altura, é utilizado um indicador de profundidade para confirmar o comprimento adequado do implante. Estes implantes têm normalmente entre 35 mm e 55 mm de comprimento.[20]

5. Colocação de implantes

Uma vez concluídas as osteotomias e finalizados o comprimento e a angulação adequados do implante, o implante zigomático pode ser colocado.

Deve ser colocado na peça de mão rotativa a baixa velocidade, sendo guiado ao longo do mesmo percurso efectuado com as brocas para implantes. Deve ser avançado até que o ápice atinja o córtex superior do zigoma, e depois rodado até que a cabeça angulada do implante esteja na posição desejada na crista alveolar maxilar.

Nesta altura, o parafuso de cobertura pode ser colocado e o retalho cirúrgico reaproximado e fechado com suturas.

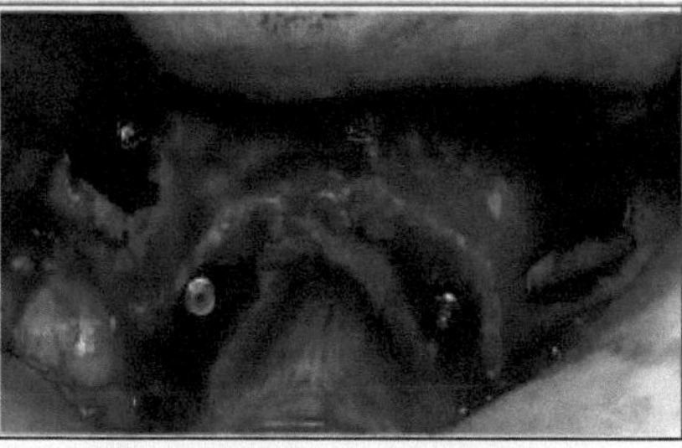

Fig. 32: O implante zigomático deve ser avançado até que o ápice atinja o córtex superior do zigoma, e depois rodado até que a cabeça angulada do implante esteja na posição desejada na crista alveolar maxilar.

Variações da abordagem intra-sinusal

1. Procedimento de ranhura sinusal

Uma variação comum da abordagem intra-sinusal, conhecida como procedimento de fenda sinusal, foi descrita por Stella e Warner.[(29)]

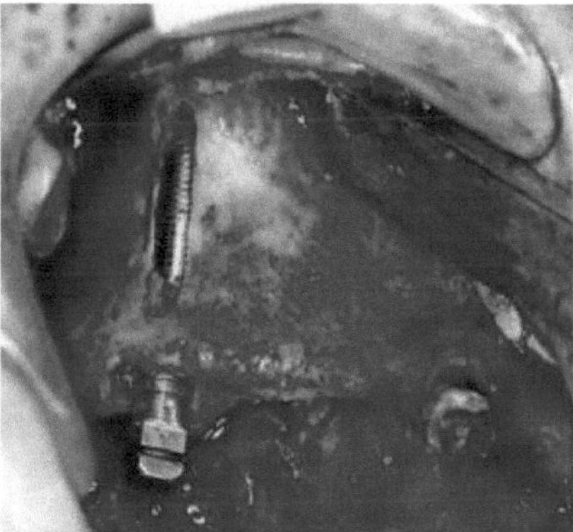

Fig. 33: Implante zigomático colocado por via sinusal: uma vista direta das roscas do implante através da ranhura sinusal

Nesta técnica, é perfurada uma ranhura no lado do osso malar, estendendo-se de 5 mm superiormente à crista do rebordo alveolar até à extensão superior do contorno do contraforte zigomático. As brocas de implante e o trajeto do implante seguirão a linha desta ranhura. Isto permite que o implante zigomático passe diretamente através da parede lateral do osso maxilar a caminho do osso zigomático.

Vantagens

- Esta abordagem evita a necessidade de uma janela lateral,
- Diminui as hipóteses de perfuração da membrana sinusal, e
- Permite que a cabeça do implante emerja na altura da crista alveolar, em vez de na face palatina.

Alguns pacientes podem apresentar uma concavidade vestibular profunda da superfície lateral do maxilar. Esta concavidade pode impossibilitar a extensão do implante zigomático através do seio ou do osso maxilar até ao zigoma, mantendo a emergência da cabeça do implante numa localização adequada no rebordo alveolar.

Abordagem extra-sinusal

Alguns pacientes podem apresentar uma concavidade vestibular profunda da superfície lateral do maxilar. Esta concavidade pode impossibilitar a extensão do implante zigomático através do seio ou do osso maxilar até ao zigoma, mantendo a emergência da cabeça do implante numa localização adequada no rebordo alveolar.

Para acomodar esta anatomia, foi desenvolvida a abordagem extra-sinusal.

Nesta técnica, o implante passa do rebordo alveolar, depois para fora através da superfície lateral do maxilar, onde de outra forma teria entrado na cavidade sinusal, antes de voltar a entrar no maxilar no contraforte zigomático e, por fim, entrar no próprio zigoma. [30]

1. Técnica extramaxilar

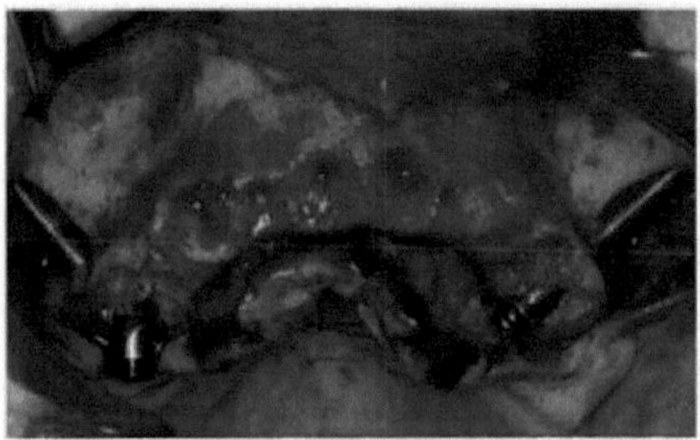

ig. 34: Vista da maxila após a colocação de implantes zigomáticos exteriorizados. Os implantes são colocados no interior do seio, em contacto com o aspeto uterino da parede lateral do seio axilar, não sendo necessária qualquer antrostomia

Um método mais recente, conhecido como a técnica extramaxilar, foi desenvolvido para simplificar a técnica cirúrgica e para facilitar uma emergência da cabeça do implante mais adequada do ponto de vista protético.

À semelhança da abordagem extra-sinusal, a abordagem extramaxilar não permite que a via de inserção do implante entre no seio.

No entanto, na abordagem extramaxilar, o implante apenas contactará com a maxila na altura do rebordo alveolar, antes de se deslocar lateralmente-superior-posteriormente e depois ancorar o ápice do implante no zigoma. Nesta abordagem, diz-se que o rebordo alveolar apenas acomoda o implante, o que significa que este passará por um canal feito apenas na superfície lateral do alvéolo, de forma a permitir a colocação protética ideal à altura da crista, mas que não ocorre qualquer ancoragem efectiva ou osteointegração neste local. **(20)**

Todo o suporte para o implante provém da osseointegração que ocorre no próprio zigoma. [31]

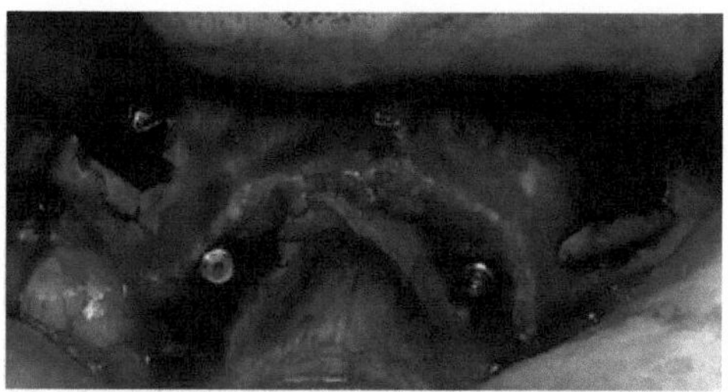

Fig. 35: Colocação de implante zigomático

O implante zigomático deve ser avançado até que o ápice atinja o córtex superior do zigoma e depois rodado até que a cabeça angulada do implante esteja na posição pretendida na crista alveolar maxilar.

Embora não seja uma técnica separada, é de salientar que o advento do planeamento cirúrgico virtual guiado por computador proporcionou ao cirurgião novas formas de melhorar as técnicas acima mencionadas.

Utilizando uma tomografia computorizada dos ossos faciais de um doente, pode ser fabricada uma guia cirúrgica capaz de predeterminar com precisão o comprimento e a largura adequados do implante e de orientar as brocas e a colocação do implante ao longo do percurso de inserção previamente planeado.

Isto pode obviar a necessidade de uma janela lateral tão grande na técnica intrassinusal, para além da verificação intraoperatória da colocação do implante. [20]

Taxa de sucesso

Os implantes zigomáticos têm taxas de sobrevivência mais elevadas do que os implantes convencionais em pacientes com maxilar severamente atrofiado; no entanto, os implantes zigomáticos não são recomendados como primeira opção de tratamento. A incidência de complicações protéticas e sinusite é baixa.

Critérios de avaliação do sucesso dos implantes zigomáticos segundo vários autores,

1. Mobilidade,
2. Dor ou infeção nos implantes após a colocação da prótese,
3. A ausência de radiolucência peri-implantar, e
4. Posicionamento protético favorável. [32]

A média ponderada de sucesso para estes critérios nos 15 estudos foi de 97,05% . [32]

Landes et al[33] colocaram 36 implantes em 15 pacientes e obtiveram uma taxa de sucesso de 89% após um seguimento médio de 8,5 anos, enquanto Pen" arrocha et al15 obtiveram 100% de sucesso colocando 40 implantes zigomáticos em 21 pacientes após um seguimento de 12 a 45 meses.

Aparicio et al obtiveram uma taxa de sucesso de 100% em 3 séries clínicas com 36, 46 e 131 implantes e um período de seguimento de 24 a 60 meses.[32]

Complicações dos implantes zigomáticos

Autores Complicações

- **Branemark et al14 -Hirsch et al**

o 61,5% dor sinusal

o 7,5% fístula
o 12,2% gengivite
o 9,1% anomalias nervosas
o 13,6% prótese de fratura
• Ferrara e Stella10 - Becktor et al
o 12 9,7% sinusite
o 56,3% infeção local
• Davo et al
o 55,5% sinusite
• Aparício et al
o 9 4,3% sinusite
o 8,7% hematoma facial
o 7,2% laceração do lábio
o 8,7% parestesia
o 11,6% de inflamação gengival
o 9,2% prótese de fratura
- Kahnberg et al
o 13 3,3% infeção, vermelhidão e inchaço à volta dos implantes
o 18,4% sinusite
o 3,9% fístula
o 1,3% parestesia
o 13% prótese de fratura
• Pen~ arrocha et al8 - Boyes-Varley et al o complicações da remoção do tumor
• Johansson et al
o 176,8% perfuração da membrana sinusal [32]

Como em qualquer procedimento cirúrgico, a colocação de implantes zigomáticos envolve riscos e complicações.

A maioria das complicações associadas aos implantes zigomáticos não são diferentes das associadas à colocação de implantes dentários normais, tais como

a. Hemorragia,
b. Inchaço,
c. Infeção, e
d. Falha de osseointegração [20]

Outras complicações que se pensa estarem mais fortemente associadas aos implantes zigomáticos podem incluir

a. Sinusite,
b. Formação de fístula oroantral,
c. Hematoma ou edema periorbital e conjuntival,
d. Dor facial e edema, e
e. Epistaxe. [20]

Algumas das complicações mais graves podem mesmo incluir

a. Parestesia do nervo infra-orbital, causada pela possível proximidade do trajeto de inserção do implante zigomático,

b. Perfuração do pavimento orbital, e

c. Perfuração na fossa infratemporal. [20]

Classificação do implante maxilar posterior com base na localização anatómica [7]

1. Tuberosidade -Fig. 36

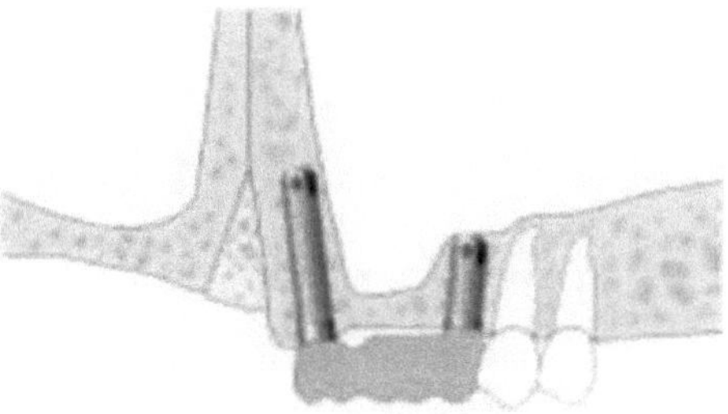

2. Tuberosidade/processo pterigoide - Fig. 37

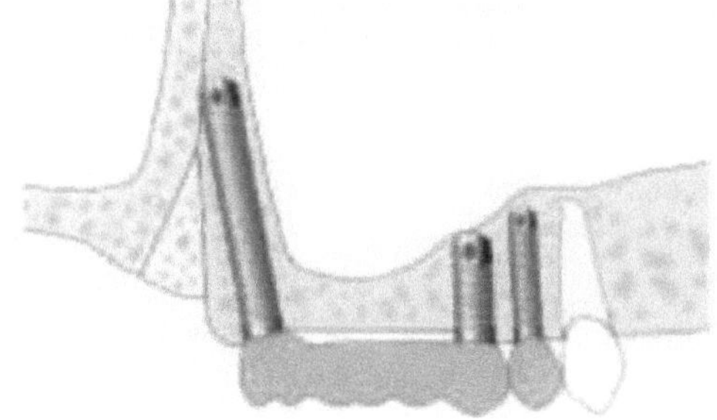

3. Tuberosidade/processo piramidal -Fig. 38

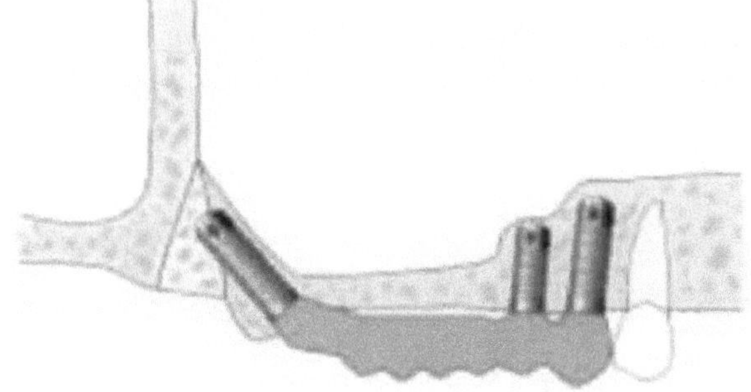

4. Tuberosidade/processo piramidal/processo pterigoide - Fig. 39

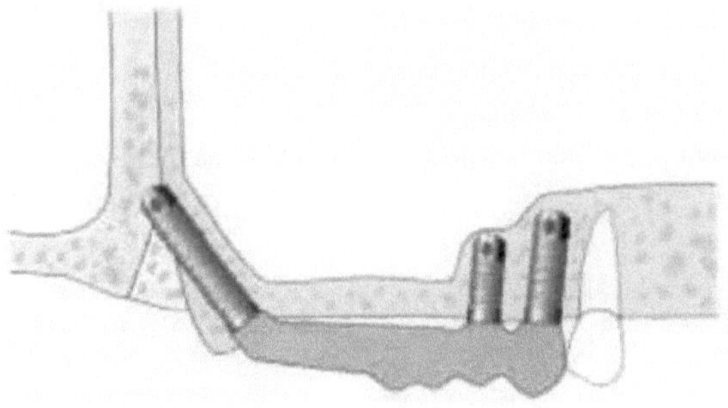

Implantes de tuberosidade

A colocação de implantes na região da tuberosidade maxilar, que é a área mais distal do processo alveolar maxilar, posterior ao seio maxilar, tem sido sugerida como alternativa por muitos autores. [(34)]

De facto, o tecido ósseo na região da tuberosidade deve ser menos denso do que noutras áreas do maxilar; não é claro se a qualidade do osso muito esponjoso proporciona uma osteointegração previsível.[(35)]

No entanto, esta alternativa assenta na colocação destes implantes em inclinação, sem recurso a enxertos ósseos, sendo o implante colocado posteriormente ao seio maxilar e não o invadindo.[(34)]

Todos os procedimentos na região da tuberosidade devem ser avaliados cuidadosamente, uma vez que a região da tuberosidade pode nem sempre estar disponível ou pode ter uma baixa quantidade de osso disponível para a colocação de implantes. Nesta região, o osso é maioritariamente dos tipos III e IV,(36),(37) pelo que deve ser obtida uma estabilidade primária firme na fase cirúrgica. [(38)]

Além disso, é muito importante um planeamento adequado da reversão.[(34)]

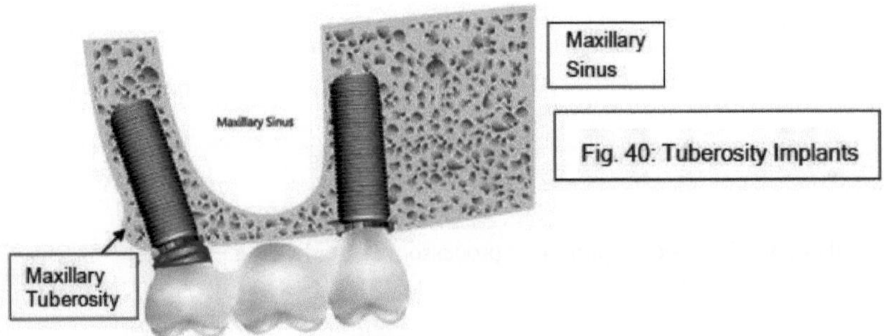

Tuberosidade maxilar Seio maxilar

Fig. 40: Implantes de tuberosidade

Diagrama esquemático de uma prótese parcial fixa suportada por dois implantes dentários, um instalado antes da pneumatização do seio maxilar e o outro na região da tuberosidade maxilar (após a pneumatização do seio maxilar).

Tabela 3- O conceito de implantes colocados na tuberosidade e na região

pterigoide

	Tuberosidade	Pterigoide
Definição	Região mais distal do maxilar-alveolar Bahat[37] indicou que a verdadeira estrutura posterior da tuberosidade maxilar é o processo piramidal do osso palatino. Portanto, esses Os implantes podem envolver o processo piramidal do osso palatino. Finalmente, Venturelli[39] afirmou que o bordo posterior da tuberosidade maxilar é definido pelo processo piramidal do osso palatino e pela superfície anterior-inferior das lâminas pterigóides das lamelas.	Este implante passa através de um pilar ósseo composto pela maxila, processo piramidal do osso palatino e processo pterigoide do esfenoide, além de ser concebido como inserção de implante através da tuberosidade maxilar e da placa pterigoide. Vrielinck et al.[40] afirmam que₌ O implante pterigoide entra na região do antigo segundo molar, segue uma trajetória intrasinusal em direção dorsal e mesio-cranial, onde posteriormente perfura a parede sinusal posterior e as placas pterigóides".
Tipo de osso	O osso nesta zona é muito esponjoso. Foram registados tipos de ossos: III e IV, II, III e IV.	O processo piramidal do osso palatino e o processo pterigoide do esfenoide são ossos corticais densos.
Estruturas vitais	A parede posterior do seio maxilar. Ridell et al.[36] afirmam que: ₌Deve-se prestar atenção à região posterior e medial à tuberosidade, considerando a artéria maxilar e seus ramos, especificamente a artéria palatina maior".	Artéria maxilar interna, nervo alveolar posterior ou superior, músculos pterigóides, fossa infratemporal, pterigopalatino fossa, nasofaringe e seio esfenoidal
Angulação dos implantes	10-20°,<30°, e 15 35°	Angulações de 45-50

Técnicas de colocação de implantes de tuberosidade

A colocação cirúrgica de implantes da tuberosidade maxilar (MTI) pode ser efectuada através de dois procedimentos cirúrgicos diferentes:

a. a primeira é efectuada por brocas helicoidais,

b. a segunda requer a utilização de osteótomos cilíndricos de acordo com o procedimento₌ Ridge Expansion Osteotomy" (REO), tal como descrito por Summers (1994).

Do ponto de vista cirúrgico, a técnica do osteótomo é mais segura. A utilização de instrumentos rombos em vez de brocas afiadas minimiza o perigo de ferir a artéria e o nervo palatinos. Como resultado, as hemorragias são quase nulas.[41]

Implantes pterigóides

Implantes pterigóides, tal como definidos no glossário de implantes orais e maxilofaciais (GOMI), como um implante colocado através da tuberosidade maxilar e na placa pterigoide||

Dependendo de cada situação clínica, a colocação de implantes na região posterior do maxilar pode abranger uma, duas ou todas as três estruturas anatómicas seguintes: tuberosidade maxilar, processo piramidal do osso palatino e o processo pterigoide do osso esfenoide.Por conseguinte, por definição, todos os= implantes pterigóides" abrangem a região da tuberosidade, mas todos os= implantes de tuberosidade" não envolvem necessariamente o processo pterigoide. Os processos piramidal e pterigoide são compostos por osso cortical denso e a espessura média do osso na sua junção situa-se entre 6 e 6,7 mm.

Se um implante for passado através desta junção num ângulo de 45°, pode incorporar até 8 a 9 mm de osso cortical denso, e o seu ápice projecta-se 2 mm para dentro da fossa pterigoide.(6)

Tuslane e Tessier (1989) foram os primeiros a descrever os implantes pterigóides, concebidos para serem inseridos e encaixados no osso cortical denso formado pela parede posterior da tuberosidade maxilar,

processo horizontal do osso palatino e processo pterigoide do osso esfenoide. (42)

Os implantes pterigóides são necessários para atravessar a área da tuberosidade maxilar e alcançar a densa placa pterigomaxilar, proporcionando ancoragem na região posterior da maxila sem procedimentos de enxerto, evitando também cantilevers protéticos posteriores.(42)

Anatomia da região pterigoide

A tuberosidade do maxilar é composta por osso esponjoso de tipo III e tipo IV. O processo piramidal do palatino e o processo pterigoide do esfenoide são compostos principalmente por osso cortical denso. A fossa pterigoide é delimitada pelas placas pterigóidea mediana e lateral. (43)

A fossa pterigopalatina (FPP) é considerada uma área-chave no espaço profundo, que precisa de ser cuidadosamente avaliada durante a imagiologia da cabeça e do pescoço.

A FPP é confinada pela junção de três ossos (maxila, palatino e esfenoide).

A gordura, o gânglio pterigopalatino, a divisão maxilar (V2) do nervo trigémeo e os seus ramos, o nervo vidiano (pterigoide), os ramos distais da artéria maxilar e algumas veias emissárias são o conteúdo da FPP. (44)

A colocação ideal para o implante é através do processo pterigoide na fossa pterigoide. (43)

A área mais espessa do osso de suporte está localizada na parte média do processo pterigoide entre as placas. A 3-4 mm medialmente ao rebordo alveolar, o implante deve inclinar-se ligeiramente para medial, de modo a biselar o ponto de osso denso na região pterigoide. O processo hamular na placa pterigoide medial é palpável na orofaringe. Os implantes são colocados lateralmente a este ponto de referência.

Os implantes pterigóides, quando utilizados na reabilitação da arcada completa, eliminam os cantilevers distais, uma extensão da oclusão posterior e a melhor distribuição das cargas funcionais.[45]

Indicações

No maxilar superior edêntulo, a colocação de implantes pode ser um desafio devido à quantidade limitada de osso e à presença do seio maxilar. Os implantes pterigóides apresentam uma opção alternativa para utilizar o osso residual para ancoragem de implantes e para ultrapassar a necessidade de procedimentos de aumento. Para evitar cantilevers distais, a inserção de um implante pterigoide pode ser indicada no edentulismo parcial e total.

A classificação PARP (Pterygoid Anatomic Radiographic Prediction) permite trabalhar apenas na região pterigomaxilar com implantes retromolares

a. PARP 1= É o cenário mais simples quando não há invasão do seio e temos um osso em todo o seu trajeto. Nestes casos, o comprimento do implante depende da densidade óssea.

b. PARP 2=O doente apresenta uma invasão do seio, mas ainda tem >10 mm de osso remanescente. No caso de ter uma boa densidade óssea, seria mais adequado colocar um implante retromolar conceptualizado de forma convencional.

c. PARP 3= É um caso de dificuldade média-alta, com invasão sinusal deixando uma superfície óssea entre 5 mm e 9 mm de osso remanescente. Nestes casos, devido ao escasso remanescente de osso alveolar e ao ar da invasão do seio, a âncora pterigoide será sempre utilizada na apófrase com o mesmo nome, com uma densidade adequada.

d. PARP 4=Na maioria dos casos de uma grande invasão do seio, deixando apenas um osso remanescente inferior a 5 mm, será avaliada a possibilidade de utilizar implantes pterigóides longos ou de optar por outras abordagens cirúrgicas. [45]

São especialmente úteis na reabilitação protética suportada por implantes fixos da arcada completa do maxilar quando quatro implantes não fornecem adequadamente a distribuição de forças e o suporte protético.

Contra-indicações

1. pacientes com trismo ou redução da abertura da boca e
2. não são viáveis quando a tuberosidade maxilar está ausente ou quando a presença de um terceiro molar superior impactado oblitera o acesso à região pterigomaxilar.

Técnicas de colocação de implantes pterigóides[46]

O implante PTG foi especificamente concebido para utilização na área pterigoide ou pode também ser colocado mesialmente ao seio maxilar para evitar a necessidade de aumento do seio através de uma angulação paralela a essa estrutura.

O implante está disponível com um diâmetro de 4,2 mm em dois comprimentos (15 e 18 mm) (Fig. 41).

A determinação do comprimento adequado baseia-se numa medição na radiografia a partir da superfície da crista, paralelamente ao seio e estendendo-se até ao processo pterigoide.

O diâmetro apical reduzido de 2,2 mm permite a colocação precisa do ápice do implante nos estreitos limites ósseos, com o corpo cónico duplo e as roscas de reforço agressivas adequadas para o encaixe durante a colocação angular, proporcionando estabilidade na região pterigomaxilar.

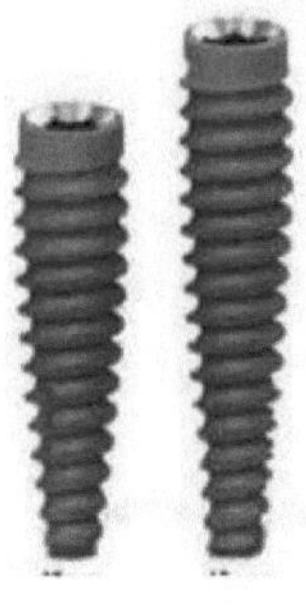

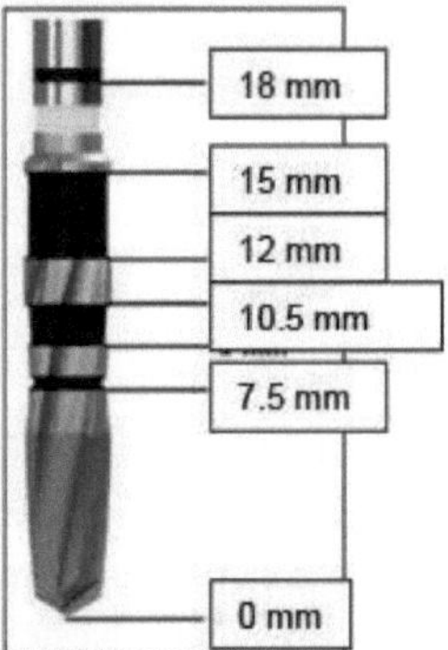

Fig. 41: Os implantes PTG (pterigóides) são fornecidos com 4,2 mm de diâmetro e em dois comprimentos disponíveis, 15 mm e 18 mm, para se adaptarem às condições anatómicas.
Fig. 42: As brocas de osteotomia estão claramente marcadas quanto à profundidade para ajudar na preparação do local na parte posterior do maxilar, onde a visualização pode ser dificultada devido à

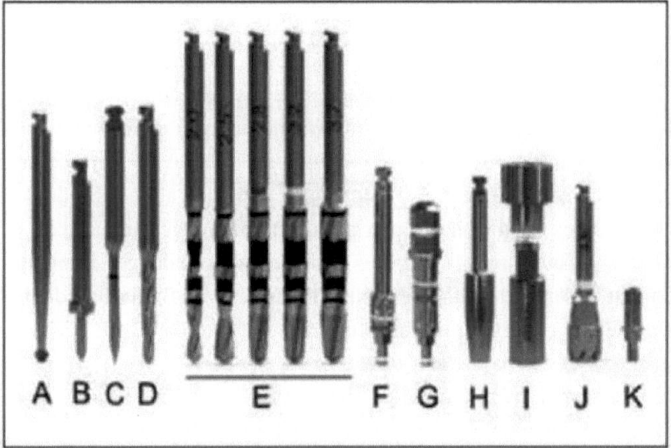

Fig. 43: Instrumentos cirúrgicos para a preparação do local e colocação do implante pterigoide, que incluem: Broca redonda #6 (A), broca de alinhamento (B), broca de arranque de 1,5 mm (C), broca Lindemann (D), brocas de osteotomia com 2,0, 2,5, 2,8, 3,2 e 3,7 mm de diâmetro (E), chave de peça de mão (F), chave de raquete (G), extensor de broca (H), extensor de 4 mm de secção quadrada e chave de mão (I), perfilador de osso profundo (J) e guia de perfilador de osso

Está presente um colar reduzido para preservar o osso vital da crista e evitar o desvio durante a colocação. A crista de 1,8 mm do implante tem a superfície Laser-Lok com micro-fios que demonstrou criar uma ligação ao tecido conjuntivo e ajudar a reter o osso da crista. Foi demonstrado que a superfície Laser-Lok reduz a incidência de peri-implantite em comparação com as superfícies tradicionais e atrai uma fixação física do tecido conjuntivo. O implante tem um conetor hexagonal interno que proporciona uma mudança de plataforma para um diâmetro protético de 3,5 mm.

1. Após a administração de anestesia local na parte posterior do maxilar, é efectuada

uma incisão na crista a partir da incisura hamular, mesialmente à área dos pré-molares, é efectuada uma incisão de libertação vertical no aspeto anterior da incisão e é elevado um retalho de espessura total para expor a tuberosidade.

2. Quando os implantes são colocados numa abordagem cirúrgica da arcada completa, a incisão crestal é continuada até à incisão hamular oposta e a incisão de libertação vertical pode ser colocada na área do canino bilateralmente ou na linha média.

3. É criada uma covinha na osteotomia planeada no centro da tuberosidade com uma broca redonda #6 na peça de mão cirúrgica. Isto evitará que a broca subsequente salte sobre o osso ao iniciar a penetração.

4. A broca de alinhamento é utilizada de seguida para iniciar a osteotomia até uma profundidade de 5 mm na angulação planeada com base na análise radiográfica. O cubo desta broca impede uma penetração superior a 5 mm, garantindo uma maior segurança. A broca de alinhamento pode ser removida da peça de mão e inserida no orifício que criou na tuberosidade e é tirada uma radiografia periapical para verificar se a trajetória da broca é paralela à parede posterior do seio. Se o ângulo necessitar de correção, esta pode ser feita antes de avançar para a broca seguinte.

5. Em seguida, a broca de arranque de 1,5 mm é utilizada a uma profundidade até se sentir o osso denso das placas pterigóides. As brocas são então propositadamente perfuradas em 1-2 mm. de 10,5 mm com base na marcação de profundidade no eixo das brocas.

6. A verificação da angulação também pode ser efectuada com esta broca inserida no local antes da captação da radiografia. Se a angulação necessitar de correção, pode ser utilizada a broca Lindemann, que é de corte lateral.

7. A osteotomia é continuada com brocas HD de haste alargada, disponíveis nos diâmetros 2,0, 2,5, 2,8, 3,2 e 3,7 mm.

8. Estas brocas têm marcas de medição claras para que o cirurgião possa ver a profundidade a que a broca se encontra no maxilar posterior.

9. Caso se planeie a osseodensificação como parte da preparação do local após a utilização da broca HD de haste estendida de 2,0 mm, as brocas de osseodensificação devem ser utilizadas a uma profundidade inferior a 3,7 mm e, em seguida, o próprio implante fará a osseodensificação final durante a colocação.

A sequência de perfuração será determinada com base na densidade do osso presente no local que irá acomodar o implante. O osso no local da osteotomia pode assim ser dividido em densidade normal, baixa ou alta e a técnica empregue para criar a osteotomia e colocar o implante irá variar em conformidade. A densidade óssea no local pode ser estimada com base na aparência radiográfica ou, no caso de utilização de uma CBCT, no número de Hounsfield determinado no software, mas é corretamente determinada pelo cirurgião através da utilização da broca inicial ou da broca inicial de 2,0 mm no local.

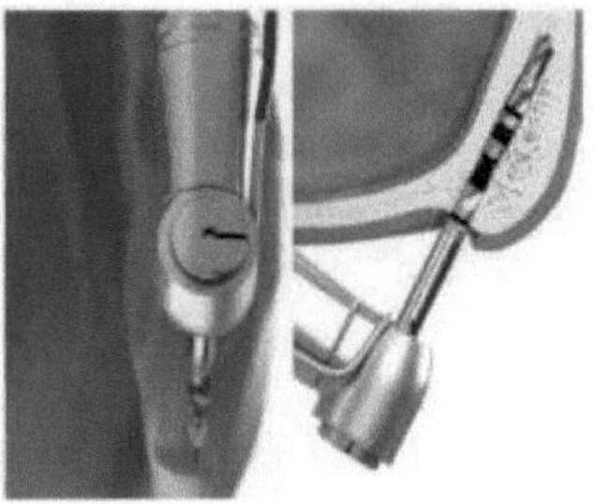

Fig. 44: É utilizada uma broca de 2,0 mm seguindo a mesma angulação e trajeto que foram realizados com a broca inicial de 1,5 mm até à profundidade pretendida de 15 ou 18 mm, dependendo do implante PTG que foi planeado com base na anatomia presente

10. A broca de 2,0 mm é levada até à profundidade do implante planeado, medida a partir da crista, utilizando as marcações na broca para 15 ou 18 mm. Pode ser tirada uma radiografia com esta broca separada da peça de mão inserida na osteotomia para verificar a angulação e a profundidade relacionadas com a anatomia presente.

11. Quando se observa uma densidade óssea normal, a sequência de osteotomia segue esta sequência. A osteotomia é continuada com a broca PTG de 2,5 mm até à profundidade final.

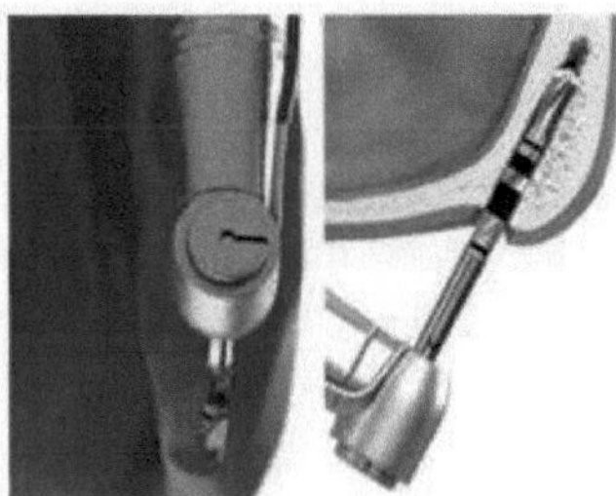

Fig. 45: A osteotomia é continuada com a broca de 2,5 mm até à

12. . O local é novamente preparado com a broca PTG de 2,8 mm até à profundidade final. Este procedimento é repetido com a broca de 3,2 mm e a preparação do local da osteotomia é concluída com a broca de 3,7 mm até à profundidade .

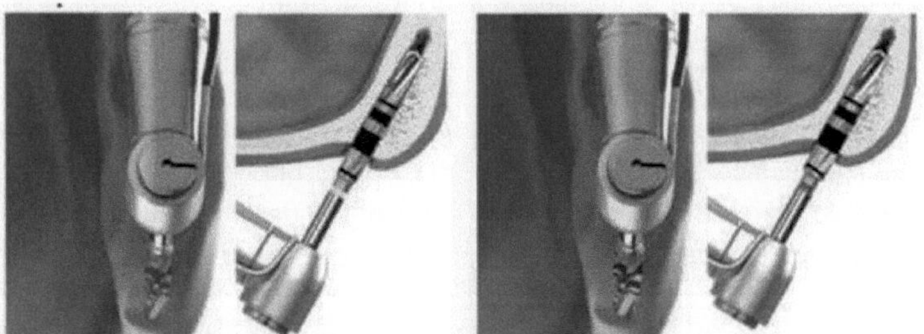

Fig 46: A osteotomia é então continuada com a broca de 3,2 mm seguindo a angulação e a profundidade estabelecidas com as brocas PTG anteriores

Fig. 47: A osteotomia é concluída com a broca de 3,7 mm para acomodar o implante

PTG de 4,2 mm de diâmetro, que efectuará a osteocompressão à medida que é inserido na osteotomia, proporcionando uma boa estabilidade inicial com o osso circundante

13. O local está agora pronto para a colocação do implante. A melhoria da densidade óssea em osso de baixa densidade e da sua qualidade pode ser conseguida com a osseodensificação, uma técnica útil para obter um aumento do torque de inserção do implante e do contacto osso-implante (BIC). Quando existe osso de baixa densidade no local, recomenda-se a osseodensificação com brocas Densah para melhorar a qualidade do osso que irá rodear o implante PTG que está a ser colocado. A osseodensificação com as brocas Densah não tem efeitos negativos registados na cicatrização.

14. Após a utilização da broca PTG de 2,0 mm até à profundidade selecionada de 15 ou 18 mm, a broca de osseodensificação Densah de 2,3 mm é avançada até à profundidade na angulação estabelecida pela broca de 2,0 mm. Seguem-se as brocas 2,5, 3,0, 3,3, 3,5 e, por fim, as brocas Densah de 4,0 mm até à profundidade estabelecida. Quando está presente osso de densidade muito baixa após a utilização da broca Densah de 3,5 mm, a osteotomia pode ser preenchida com osso autógeno ou de aloenxerto e a broca de 3,5 mm utilizada novamente para condensar lateralmente o local, aumentando a densidade e a qualidade do osso antes da inserção do implante.

15. Nesta situação clínica, a broca de 4,0 mm não seria utilizada e o implante proporcionaria a osseodensificação final à medida que fosse inserido, produzindo um implante estável aquando do assentamento final no local. Como a osteotomia é mais profunda e devido à posição no maxilar posterior, o extensor da broca será necessário para permitir a osteodensificação até à profundidade pretendida para acomodar o implante que está a ser colocado.

16. Quando existe osso denso no local da osteotomia planeada, determinado por alguma resistência física quando se utiliza a broca PTG de 2,0 mm, aconselha-se a utilização da broca PTG de 2,3 mm para a preparação do local, uma vez que a broca de 2,5 mm irá encontrar alguma resistência e é possível que possa causar algum desgaste do osso na osteotomia e afetar a osteointegração com a superfície dos implantes.

17. Seguem-se as brocas de 2,5, 2,8, 3,2 e 3,7 mm até à profundidade. Pode ser utilizada uma broca de osteotomia de 4,0 mm na crista a uma profundidade de 4-5 mm para permitir uma colocação mais fácil do implante no osso mais denso do local.

18. Quando a osteotomia estiver concluída, a chave da peça de mão é colocada na peça de mão cirúrgica e inserida no implante no recipiente, com o hexágono da chave a encaixar no hexágono interno do implante.

19. Um anel de pressão PEEK encaixa no implante apicalmente ao hexágono para estabilizar o implante na chave e evitar que caia quando é transportado do contentor para o local da osteotomia durante a inserção.

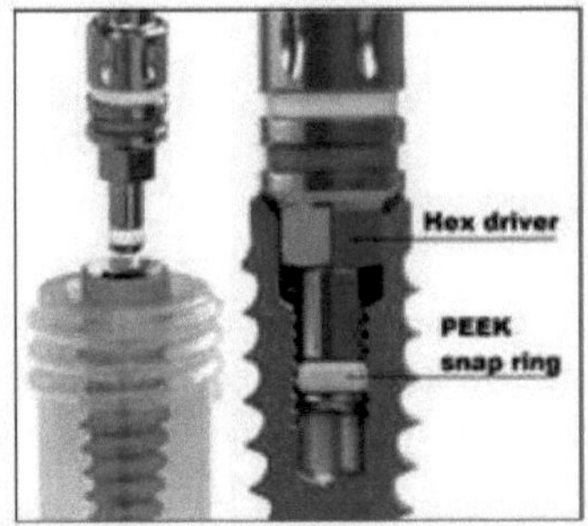

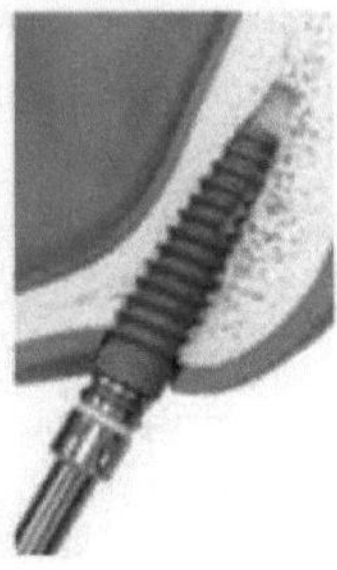

Fig 48: A peça de mão e as chaves de catraca têm um hexágono que encaixa no hexágono interno do implante PTG com um anel de encaixe PEEK que liga por fricção a chave e o implante, impedindo que o implante caia da chave enquanto o transporta para o local preparado intra-oralmente.
A colocação inicial do implante PTG na osteotomia é efectuada com a chave da peça de mão até se sentir resistência e, em seguida, é efectuado um avanço adicional com a chave de catraca.

20. O implante é transportado para a osteotomia no condutor e, a 30 rpm e com um binário de 35 Ncm, o implante PTG é introduzido no local até ser colocado % na osteotomia ou até a unidade cirúrgica atingir o binário de inserção.

21. Se o implante não for colocado até à profundidade desejada para a qual a osteotomia foi preparada, ou se for necessário um binário de inserção mais elevado para o assentar totalmente. Uma chave de catraca é colocada numa chave dinamométrica e depois colocada no implante para permitir uma maior força de inserção para assentar totalmente o implante. Além disso, se a anatomia não permitir que as duas chaves se aproximem o suficiente para colocar o implante no local, é utilizado um extensor de broca, encaixando a extremidade do trinco da chave da peça de mão.

22. Uma chave de mão engata a chave de catraca ou o seu extensor quando se pretende uma colocação manual inicial antes da utilização da chave dinamométrica.

23. A orientação do hexágono é importante para alinhar corretamente o multiabutment e um dos planos do hexágono tem de estar na parte vestibular do rebordo (esquerda). A geometria do hexágono alinhar-se-á quando o hexágono estiver orientado para a vestibular. As duas chaves para ajudar nesta orientação durante a inserção do implante têm uma covinha no lado da chave que corresponde a uma das faces do hexágono (direita) (Fig. 49). O objetivo durante a inserção do implante é que, na inserção final na osteotomia, a covinha esteja a meio vestibular (ou meio palatal) do rebordo, assegurando que o hexágono dos implantes está orientado corretamente.

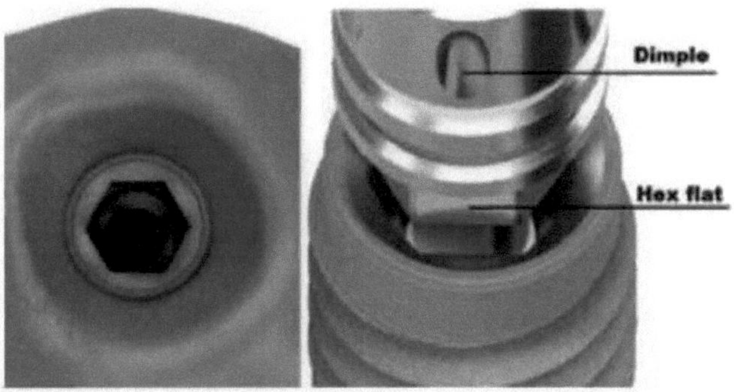

Fig. 49: A orientação do hexágono é importante para alinhar corretamente o pilar múltiplo e um dos planos do hexágono tem de estar na parte vestibular do rebordo (esquerda). A geometria do hexágono alinhar-se-á quando o hexágono estiver orientado para vestibular. As duas chaves para ajudar nesta orientação durante a inserção do implante têm uma covinha no lado da chave que corresponde a um dos planos do hexágono (direita)

24. Aquando da colocação do implante pterigoide PTG, este é colocado ligeiramente abaixo da crista óssea e é necessária uma modificação da crista óssea para a colocação do multipilar, quer seja efectuada uma carga imediata ou retardada para permitir a osteointegração.

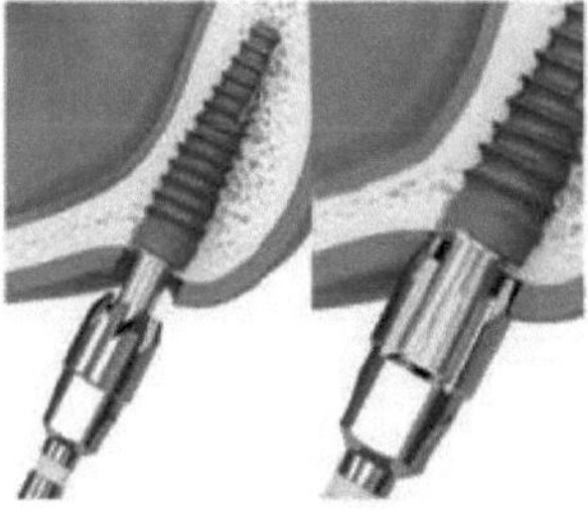

Fig. 50: É utilizado um perfilador ósseo de 3,5 mm de diâmetro com um pino de guia que é enfiado no implante PTG para guiar a remoção de osso (à esquerda) para expor a plataforma dos implantes e permitir o assentamento de peças protéticas sem sacrificar o osso lateral (à direita) que pode ser removido com brocas tradicionais na descoberta do implante.

25. É inserido um pino guia no implante PTG colocado no local, que servirá de guia para a broca de perfil ósseo a ser utilizada. A broca de perfil ósseo tem um diâmetro de 3,5 mm e é inserida sobre o pino guia, a peça de mão é activada e avança ao longo do pino até que o pino guia impeça um maior avanço em direção ao implante. Isto assegura que o osso só é removido imediatamente sobre o implante e que a broca não afecta a superfície mais coronal da plataforma do implante.

26. Após a definição do perfil ósseo, é necessário selecionar o multipilar para posicionar a emergência protética do implante na angulação adequada para permitir a restauração. Os multipilares estão disponíveis em formato reto (esquerda), 17 graus (meio) ou com uma angulação de 30 graus (direita). (Fig. 51)

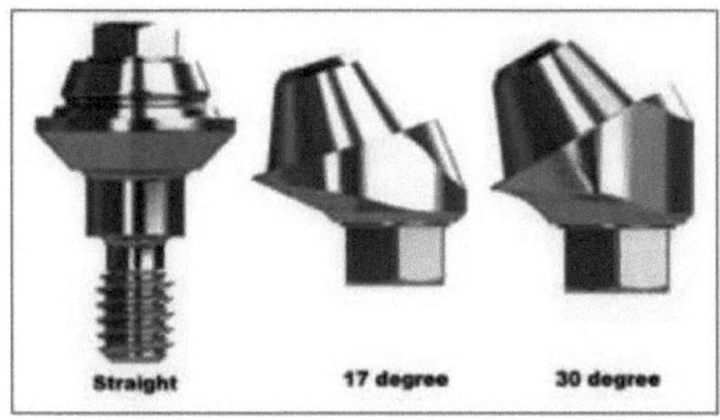

Fig. 51: Os pilares múltiplos estão disponíveis em formato reto (esquerda), 17 graus (meio) ou com uma angulação de 30 graus (direita).

27. Uma vez que o implante pterigoide é colocado mesialmente inclinado em relação à anatomia óssea, será necessário um pilar múltiplo angulado para colocar o eixo protético. Isto assegurará que a emergência estará na superfície oclusal da restauração. O implante pterigoide também pode ter sido colocado com um ângulo para a vestibular devido a reabsorção óssea. A orientação angulada do multi-pilar pode ser corrigida nesse plano através da rotação do pilar na direção mesial ou distal antes de o inserir para encaixar o hexágono do implante PTG. A utilização de um pilar múltiplo reto iria inclinar o eixo da prótese para mesial e dificultar a inserção da prótese. O multi-abutment reto é utilizado em implantes colocados em pré-molares e molares, quando a colocação é permitida para o posicionamento vertical dos implantes na anatomia respeitada. Para determinar qual o multipilar necessário para o local, estão disponíveis pilares de prova multipilares.

Estes pilares de prova são marcados na gengiva para determinar a espessura do tecido mole, de modo a ajudar na seleção da altura correta da cúpula para o multipilar a utilizar no local de colocação do implante.

Se estiver planeada a carga imediata através de uma prótese híbrida provisória e o torque de inserção o permitir, é colocado um pilar provisório de titânio (coping multi-unit) no implante PTG e recolhido na restauração provisória.

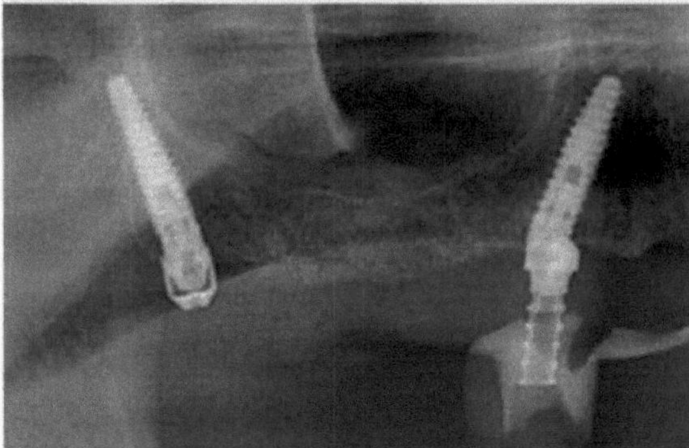

Fig. 53: Os implantes pterigóides também podem ser colocados mesialmente ao seio maxilar, para evitar o aumento do seio e permitir a colocação da plataforma do implante distalmente ao local onde a colocação vertical

na anatomia disponível o permitiria (cobertura de cobertura multi-unit no implante à esquerda, cobertura multi-unit no implante à direita).

Quando não é possível efetuar a carga imediata, é colocada uma coifa de cobertura de várias unidades no multipilar para evitar a irritação da bochecha e da língua do paciente durante a fase de cicatrização. (46)

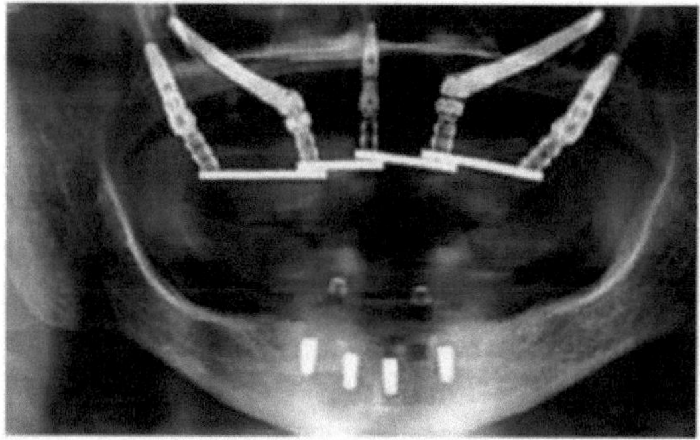

Fig. 54: Implante 7 PTG colocado na área pterigoide utilizado em conjunto com implantes zigomáticos para tratar uma arcada maxilar severamente reabsorvida.

Taxa de sucesso

A taxa média de sucesso dos implantes pterigóides é de 90,7%. (47) No entanto, ainda não existem dados suficientes sobre as falhas de implantes que ocorrem para além do primeiro ano de carga, o que torna difícil tirar conclusões sobre as taxas de sobrevivência a longo prazo destes implantes.

Além disso, alguns estudos afirmam que os implantes pterigóides se osseointegram e permanecem funcionalmente estáveis. A taxa de sobrevivência a 10 anos dos implantes pterigóides foi elevada (94,85%) nos estudos analisados. A maioria das falhas de implantes ocorreu 6 meses após a cirurgia de instalação do implante e antes da carga do implante. Uma vez osseointegrados, os implantes pterigóides permaneceram estáveis e funcionais após o primeiro ano. (8)

Complicações

A inserção de implantes ao nível da placa pterigoide pode estar potencialmente associada a hemorragias do plexo pterigoide. No entanto, este facto pode ser evitado inserindo o implante apenas ao nível da tuberosidade.

Valero'n e Valero'n descreveram uma pequena hemorragia venosa causada pela inserção da broca alguns milímetros na área retropterigóidea. A hemorragia foi resolvida com métodos hemostáticos locais. (48)

Krekmanov relatou problemas aquando da ancoragem dos implantes no processo pterigoide. Perdeu-se um implante durante a colocação devido à perfuração para além do processo pterigoide. (49)

Outra complicação é a falta de estabilidade primária do implante [Candel 2012], que pode ser resolvida através de protocolos de perfuração subpreparados e designs de implantes inovadores (NobelActive). Algumas complicações mencionadas na literatura são: hemorragia venosa ligeira, trismo ligeiro, colocação incorrecta do implante e episódio contínuo de dor e desconforto (50)

CAPÍTULO 5

DESENHOS DE IMPLANTES MODIFICADOS PARA MAXILAS E MANDÍBULAS ATRÓFICAS

Implantes inclinados

Na maxila gravemente atrófica, a reabsorção do rebordo alveolar, a pneumatização do seio maxilar, a presença de cavidades nasais e a qualidade óssea do tipo 3 ou 4, segundo a classificação de Lekholm e Zarb, dificultam ou impedem a colocação de implantes dentários convencionais. [(51)]

De acordo com o conceito original do sistema Bra°nemark, os implantes devem ser colocados na vertical.[(52)]

Consequentemente, num maxilar atrófico completamente desdentado, seriam necessários cantilevers distais longos para proporcionar ao doente uma capacidade mastigatória aceitável nas regiões molares; no entanto, os cantilevers com mais de 15 mm têm sido associados a taxas de insucesso dos implantes mais elevadas. [(53)]

O menos invasivo é a utilização de implantes curtos, no entanto, quando a altura óssea é insuficiente mesmo para implantes curtos, podem ser indicadas alternativas reconstrutivas, como o enxerto ósseo autógeno e o aumento do seio maxilar. Outras técnicas também podem ser utilizadas, como os implantes colocados na região pterigomaxilar e os implantes zigomáticos. [(54)]

No entanto, cada uma destas técnicas apresenta desvantagens, como a morbilidade nos locais doadores de enxertos, o desconforto pós-operatório, a previsibilidade questionável e a complexidade cirúrgica.

A utilização de implantes inclinados paralelos à parede anterior do seio maxilar ou ao forame mental/nervo alveolar inferior tem sido proposta como uma solução conservadora para o tratamento de maxilares edêntulos atróficos. [(54)]

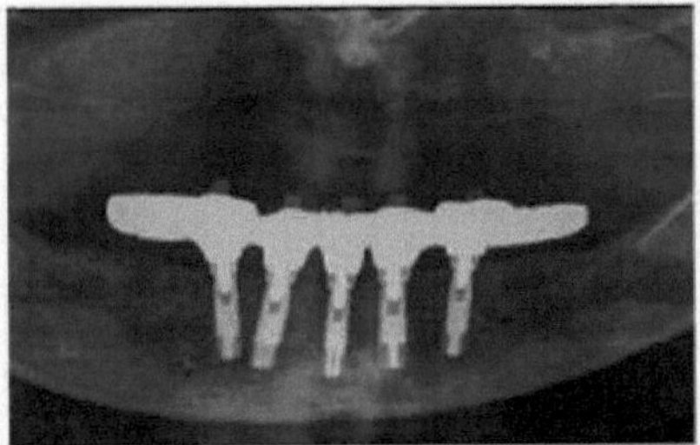

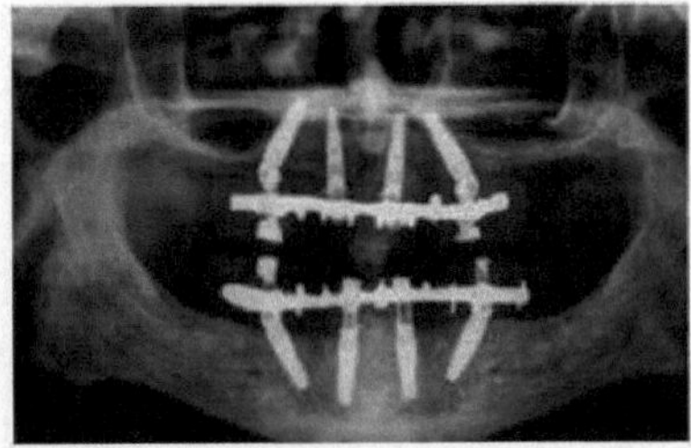

Fig. 55: Quando os implantes são colocados numa posição bastante vertical, é frequentemente necessário fabricar um cantilever bilateral para proporcionar uma boa capacidade de mastigação

Fig. 56: A utilização de implantes inclinados paralelos à parede anterior do seio maxilar ou ao forame mental/nervo alveolar inferior tem sido proposta como uma solução conservadora para o tratamento da mandíbula edêntula atrófica

Vantagens

A técnica de inclinação de implantes na crista óssea residual de pacientes com atrofia maxilar demonstrou ter várias vantagens clínicas.

1. Permite a colocação de implantes mais compridos, aumentando assim a área de

contacto implante-osso e a estabilidade primária do implante; a ancoragem no osso denso adjacente à parede do seio anterior também contribui para uma maior estabilidade.

2. A inclinação posterior dos implantes distais aumenta a distância entre os implantes anteriores e posteriores, reduzindo assim a necessidade de cantilevers distais; biomecanicamente, a distalização da plataforma do implante reduz os momentos de força e melhora a distribuição da carga.

3. Além disso, os implantes inclinados podem suprimir a necessidade de procedimentos de enxerto ósseo em alguns casos, reduzindo assim os custos biológicos e económicos e conduzindo a uma maior aceitação por parte dos pacientes. (51)

Por outro lado, a análise de elementos finitos em implantes individuais inclinados mostra uma maior tensão no osso circundante. No entanto, foi demonstrado que a esplintagem de implantes com estruturas protéticas fixas reduz a tensão no osso peri-implantar a um nível semelhante ao dos implantes axiais; por conseguinte, para proporcionar um suporte rígido aos implantes e minimizar as complicações mecânicas, recomenda-se a utilização de reabilitações protéticas reforçadas com metal. [55]

A colocação inclinada, especialmente de implantes posteriores, pode complicar o tratamento protético em relação aos implantes colocados axialmente; no entanto, a utilização de pilares angulados permite compensar a angulação do implante. [51]

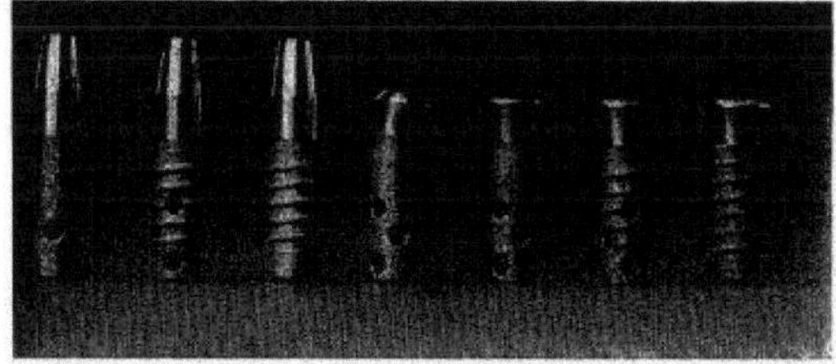

Fig. 57: Sistema I.T.I Bonefit

Sistema I.T.I. Bonefit (1992)

As vantagens do desenho angular do implante de cilindro oco em comparação com o implante reto são :[53]

1. Se o não paralelismo das preparações for superior a 8 graus mas inferior a 23, o implante angulado pode compensar a divergência sem necessidade de cortar os pilares. São possíveis supra-estruturas aparafusadas.

2. Se os implantes rectos apresentarem mais do que um certo grau de vestibularização ou labioversão, a entrada do parafuso deve ser feita pelo lado vestibular, o que cria problemas estéticos inaceitáveis. A utilização de implantes angulados pode ultrapassar este problema.

3. Ao contrário de um implante direito, o implante angulado apresenta, em angulação extrema, uma entrada retangular em relação à gengiva circundante, o que permite uma melhor higiene oral e estética.

4. Os pilares e as restaurações posteriores podem ser colocados ligeiramente mais

para vestibular ou labialmente do que nos implantes rectos para compensar a perda óssea atrófica vestibular. Esta posição pode resolver potenciais problemas estéticos ou funcionais com supra-estruturais (discrepância intermaxilar).

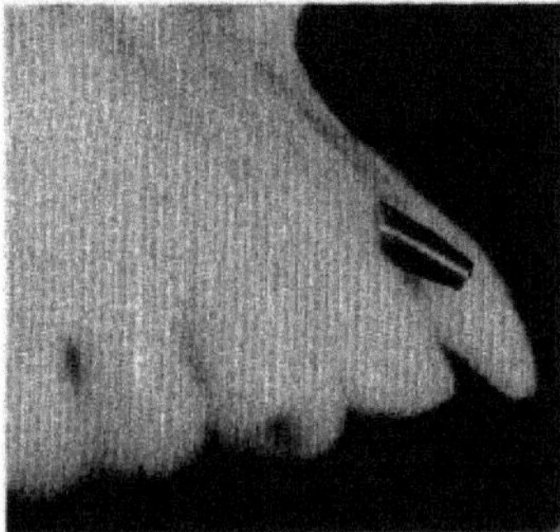

Fig. 58: Implantes rectos na região frontal do maxilar frequentemente apresentam uma considerável buco-cobertura, o que pode causar

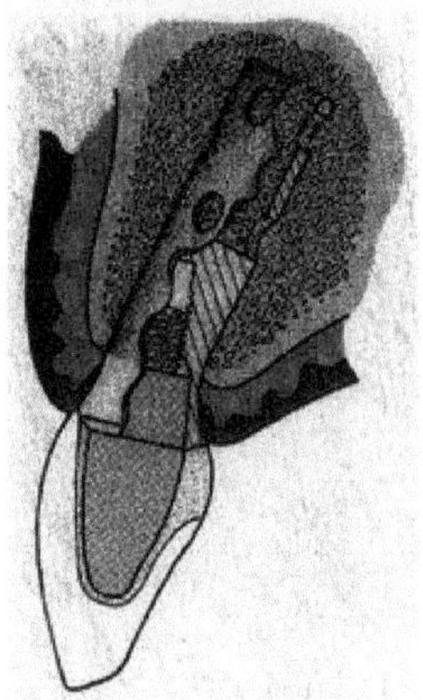

Fig. 59: Desenho esquemático de um implante angulado com pilar e coroa.

Desvantagem

Uma desvantagem dos implantes angulados é a técnica operatória difícil que é necessária. O cirurgião tem de confiar no seu sentido de direção e angulação. Após a colocação do implante, não existe qualquer possibilidade de correção. [(56)] Alguns estudos sugerem que, para implantes inclinados, os momentos de flexão são maiores ao nível do pilar angulado. Contudo, a rigidez da prótese e o aumento do suporte protético podem manter a tensão nos implantes e no osso adjacente dentro de níveis aceitáveis [(57)]

Indicações

1. Substituição de um único dente na região frontal do maxilar na maioria dos pacientes, o processo alveolar é angulado e limitado em largura.

A colocação de um implante reto resulta em vestibularização ou labioversão, causando problemas estéticos e funcionais na execução das coroas. Se o processo alveolar for largo ou não apresentar muita angulação, um implante reto deve ser a escolha de eleição.

2. Próteses fixas sobre implantes para extensão distal nos maxilares.

A forma básica das maxilas é um segmento de um cone. A largura cranial das maxilas é mais estreita do que a parte caudal. O lado lateral dos maxilares também apresenta este padrão. Há mais osso presente no lado palatino do que no lado vestibular do seio maxilar.

Um processo alveolar atrófico estreito não permite a colocação direta do implante, particularmente se for colocada uma prótese parcial fixa sobre um implante e um dente natural.

O não paralelismo pode criar problemas protéticos graves. Para a maioria dos pacientes, a angulação de 15 graus dos implantes angulados resolverá estes problemas.

3. Próteses fixas sobre implantes no maxilar.

A forma cónica dos maxilares pode causar problemas de alinhamento local se os implantes forem colocados num lado do maxilar, e ainda mais quando os implantes de ambos os lados têm de suportar pilares paralelos. As soluções podem incluir o corte dos pilares e a cimentação das restaurações ou a construção de uma barra aparafusada que suporte a prótese real.

Para além disso, a reabsorção atrófica dos maxilares ocorre no lado vestibular ou labial do maxilar. Os implantes angulados compensam a tendência de colocação para dentro que ocorre nos pacientes em que são utilizados implantes rectos.

4. Overdentures nos maxilares desdentados.

As sobredentaduras, bem como as próteses parciais fixas sobre implantes em maxilares edêntulos, necessitam de um certo grau de paralelismo. As âncoras retentivas, no entanto, permitem uma maior divergência dos implantes e não requerem tanto espaço no interior da sobredentadura. Por isso, este tipo de pilar é frequentemente escolhido nos maxilares.

5. Próteses parciais fixas sobre implantes em extensões distais na mandíbula.

A maioria das mandíbulas apresenta largura suficiente para permitir algum ajuste na direção. Por vezes, o rebordo alveolar é estreito e inclinado com grandes rebaixos linguais. Se um implante reto for colocado numa posição reta, perfuraria o osso cortical lingual ou não haveria osso vestibular para cobrir o implante.

6. Construção de sobredentadura sobre barra ou construção de prótese parcial fixa sobre implantes na região frontal da mandíbula.

A localização mais frequente para os implantes orais é a região frontal da mandíbula. Quando a região frontal é inclinada em combinação com um processo alveolar estreito, a angulação extrema dos implantes resulta numa posição desfavorável da tala de barra ou da prótese sobre o pavimento da boca. Os implantes angulados permitem a colocação da tala de barra e da prótese sobre ou em cima do processo alveolar.

7. Direção errada dos preparativos para os implantes.

O cirurgião colocará os implantes tão paralelos quanto possível. No entanto, este objetivo nem sempre é alcançado. Por vezes, as preparações estão muito afastadas e o medidor de profundidade como dispositivo de orientação não pode ser totalmente utilizado.

Além disso, o cirurgião pode avaliar mal a direção durante a preparação e o não paralelismo pode exceder a tolerância de 5 ou 8 graus dos pilares. Pode optar-se por um implante angulado para compensar a imperfeição.

8. Problemas anatómicos ocasionais para a colocação de implantes rectos.

Raramente podem ser utilizados implantes angulados em locais onde os implantes rectos não são indicados. Regiões distal e mesial do seio maxilar em situações de extensão distal. A quantidade de osso disponível dita a direção da preparação cirúrgica. O implante distal é facilmente colocado quando a preparação pode ser efectuada a partir de um ligeiro ângulo ventral. Mesialmente, o espaço apical entre o seio e o dente vizinho indica um implante angulado na direção oposta ao distal.

9. Largura insuficiente do processo alveolar local.

Os implantes estão sujeitos a problemas estéticos, especialmente na região frontal do maxilar. A colocação dos implantes deve ser exatamente no local do dente natural, para que o dentista não tenha problemas ao fazer a supraestrutura.

Muitas vezes, quando se perdem dentes, a largura alveolar no local pretendido é insuficiente. Por vezes, a mandíbula tem uma maior largura alveolar a uma distância distal ou mesial dessa posição. Nestes doentes, os implantes angulados podem resolver o problema se o médico colocar a parte apical do implante no osso adjacente mais largo, enquanto a parte cervical do implante e do pilar se situa no local pretendido.[(56)]

Fundamentação para implantes inclinados: considerações sobre a FEA

A justificação biomecânica para a utilização da inclinação dos implantes distais baseia-se na redução do comprimento do cantilever e, consequentemente, na melhor distribuição da carga do suporte da prótese.

Além disso, os implantes basculantes podem otimizar a distribuição anterior/posterior dos implantes ao longo da crista alveolar, aumentando a área poligonal para proporcionar um suporte molar satisfatório para uma prótese fixa total (FFP) de 12 unidades mastigatórias. [(54)]

Krekmanov et al.[(58)] relataram um ganho de distância média de 6,5 mm de suporte de prótese na mandíbula e 9,3 mm na maxila, como resultado da inclinação do implante.

A inclinação pode também permitir uma melhor ancoragem cortical e estabilidade primária, bem como a utilização de um implante mais longo. De facto, ao inclinar o implante, pode ser alcançada uma posição mais posterior do implante e pode ser obtida uma melhor ancoragem do implante, beneficiando do osso cortical da parede do seio e da fossa nasal.

Clinicamente, a inclinação dos implantes posteriores é normalmente efectuada com a distalização dos locais de emergência dos implantes.

No maxilar, a presença de grandes seios nasais pode exigir a instalação de implantes paralelos às paredes do seio anterior com inclinação distal.

Na mandíbula, quanto mais afastado o forame mentoniano estiver da crista alveolar, maior pode ser a inclinação distal do implante e, consequentemente, a plataforma do implante é localizada mais distalmente. O₌ ápice' destes implantes e o fulcro de rotação estão localizados na região do canino, e a plataforma do implante emerge na região do primeiro ou segundo pré-molar. [54]

Protocolos cirúrgicos para a colocação de implantes inclinados

Na maioria dos pacientes, o local e a direção do implante serão previsíveis, uma vez que a anatomia dita as possibilidades (por exemplo, substituição de um único dente e situações de extensão distal). No entanto, o método de colocação de implantes angulados nos maxilares edêntulos e à volta dos seios maxilares pode ser complicado.

Nos maxilares edêntulos, a distribuição dos implantes em relação à supraestrutura pretendida deve ser planeada através da realização de um modelo em resina acrílica com perfurações nos locais pretendidos, podendo mesmo ser criado um enceramento experimental.

Este modelo pode ser utilizado durante a cirurgia para determinar a localização ideal para os implantes. Por vezes, as condições anatómicas não permitem a realização do esquema. Por conseguinte, devem ser encontradas posições alternativas. O objetivo principal é uma superestrutura bem concebida, funcional e estética.

A direção da primeira preparação influenciará as outras preparações.

Nos maxilares edêntulos, as preparações devem começar no local dos incisivos centrais. Nos maxilares, onde apenas a região frontal é adequada para a colocação de implantes, as outras preparações devem ser efectuadas perpendicularmente à tangente do processo alveolar ou como um raio do segmento do cone. [15]

Os implantes angulados devem então ser colocados -direcionados^ para o centro do palato.

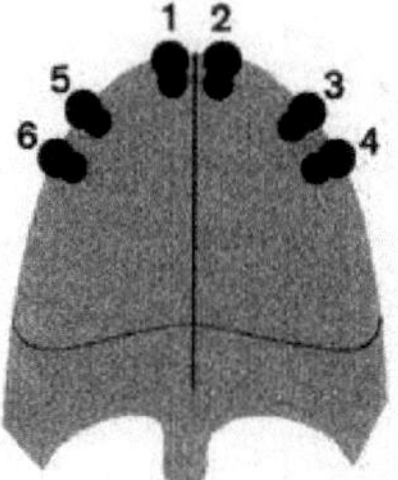

Fig. 60: Programa para a colocação de implantes angulados em maxilares edêntulos.

Quando é necessário evitar o seio maxilar, o eixo das preparações dos implantes deve ser de 30 graus, divergindo para obter pilares paralelos.

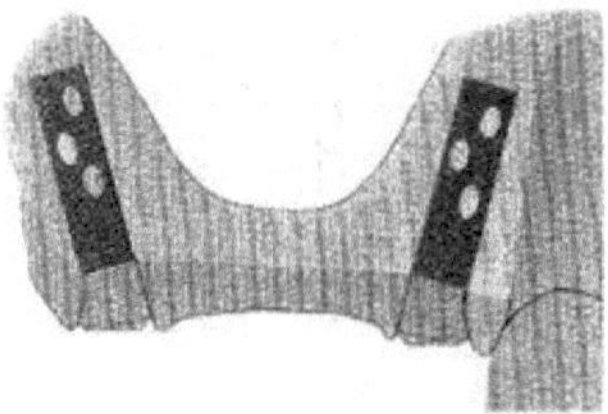

Fig. 61: Desenho esquemático de dois implantes angulados colocados mesial e distalmente ao seio maxilar.

Complicações

Os estudos relataram diferentes tipos de complicações protéticas, peri-implantares e mecânicas.

- Complicações biológicas

No que diz respeito ao resultado primário da sobrevivência do implante, foram observadas taxas de sobrevivência % muito elevadas tanto para os implantes inclinados (95,0%-100%) como para os implantes rectos (87,5%-100%), com uma variação limitada entre os implantes inclinados e rectos ou entre 3 e 10 anos de seguimento.

No que diz respeito ao resultado secundário do MBL, foi observada uma maior variabilidade com o MBL médio para implantes inclinados a variar entre 0,4 e 2,0 mm e o MBL médio para implantes rectos a variar entre 0,5 e 1,9 mm.

No entanto, não existe grande diferença entre o MBL ósseo associado a implantes rectos ou inclinados. [(55)]

o Infeção

o Fístula

o Mucosite

o Patologia peri-implantar

o Abcesso

A maioria destas complicações foi observada em implantes inclinados (182 versus 131 em implantes axiais) com uma diferença estatisticamente significativa. (59)

- Complicações mecânicas

o O afrouxamento do parafuso foi a complicação mais frequentemente registada

o Fratura do acrílico

o Fratura das supra-estruturas acrílicas e da estrutura metálica

Queridinha et al. (60) relataram as seguintes complicações: grupo 1 (implantes colocados axial e distalmente) (10% de fratura de próteses provisórias, 3,33% de soltura do parafuso de fixação, 6,66% de soltura do parafuso do pilar, 3.33% de soltura do pilar e de um parafuso de fixação, 3,33% de lascas de cerâmica); grupo 2 (implantes axiais) (16,66% de fratura da prótese provisória, 3,33% de soltura do parafuso do pilar, 3,33% de fratura do parafuso de fixação, 3,33% de lascas de cerâmica) [(61)]

Implantes curtos

A escolha do comprimento do implante em relação à qualidade e quantidade de osso disponível e à força de mordida é um fator crítico no sucesso dos implantes e na longevidade da prótese. Os implantes longos sempre foram considerados mais desejáveis a este respeito, mas em pacientes com reabsorção óssea alveolar avançada a sua colocação é problemática devido aos limites anatómicos.

Os implantes curtos oferecem uma alternativa de tratamento menos invasiva em casos de cristas reabsorvidas. Não existe um consenso geral sobre a definição de implante curto. A maioria dos autores considerou os implantes com menos de 10 mm como implantes curtos. [(62), (63)]

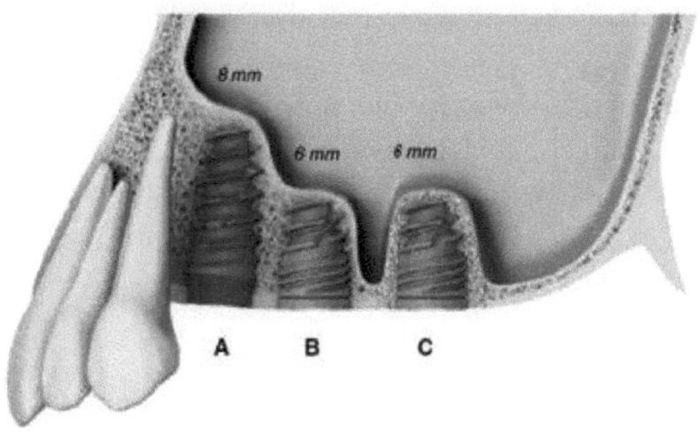

Fig. 62: Implantes curtos

JUSTIFICAÇÃO CIENTÍFICA PARA IMPLANTES CURTOS

Quando o stress é aplicado ao dente natural, é distribuído no osso subjacente ao longo de todo o comprimento da raiz devido à presença de ligamentos periodontais, uma vez que o dente tende a girar em torno do centro da raiz. No entanto, no caso dos implantes, onde o ligamento periodontal está ausente, a maior magnitude da concentração de tensão é observada na crista, que se afunila apicalmente até 5 mm da crista. A concentração de tensão na região apical é muito menor.[(64), (65)]

A maioria dos implantes dentários endósseos é fabricada em titânio puro ou ligado, com um módulo de elasticidade (rigidez) aproximadamente 5 vezes superior ao do osso cortical denso. Um princípio mecânico básico estabelece que, quando dois materiais com diferentes módulos de elasticidade são colocados juntos sem qualquer material intermédio e um deles é carregado, a concentração de tensão pode ser observada onde os dois materiais entram em contacto pela primeira vez. [(64)]

Estes contornos de tensão formam um padrão em forma de V ou de U, com maior magnitude perto do ponto de primeiro contacto, que corresponde à crista do osso. O fenómeno de tensões mais elevadas na crista junto ao implante é confirmado em estudos fotoelásticos e de análise de elementos finitos (FEA) bidimensionais ou tridimensionais quando um implante é colocado num simulador de osso e carregado. [(64)]

O aumento do comprimento do implante aumentará a área de superfície total do implante e melhorará a estabilidade primária, aumentando o contacto osso-implante (BIC). Mas a área que transfere as cargas de compressão e tração para o osso, ou seja, a área de superfície funcional (FSA), está confinada aos 5-7 mm da crista. O aumento do comprimento do implante não altera este facto, enquanto um implante curto com um diâmetro mais largo proporciona uma melhor estabilidade primária e uma maior FSA.

Vantagens dos implantes curtos

1. Não é necessário efetuar enxertos ósseos para compensar a menor altura.
2. Menos dinheiro, dor e tempo associados a vários procedimentos cirúrgicos antes da colocação do implante.
3. As técnicas cirúrgicas complexas estão frequentemente associadas a complicações

durante a cirurgia, como hemorragias, perfuração da membrana Schneideriana ou lesões nervosas, e no pós-operatório, como alterações transitórias ou permanentes da sensibilidade mandibular, exposição do enxerto e/ou da membrana, infecções e aumento da perda óssea peri-implantar. Isto pode ser evitado.

4. A preparação da osteotomia é simplificada, uma vez que é necessária uma preparação óssea mais curta no local do implante, o que proporciona um acesso direto para a irrigação com água e reduz a possibilidade de sobreaquecimento do osso.

5. A inserção do implante é mais fácil.

6. A angulação à carga é melhorada com um local de osteotomia curto, uma vez que o osso basal para além do rebordo alveolar original nem sempre está localizado no eixo longo do dente em falta.[(62)]

A principal vantagem da utilização de implantes curtos é o facto de simplificar a cirurgia de implantes, evitando os procedimentos mais invasivos como o enxerto ósseo, a elevação do seio maxilar, o reposicionamento do nervo, etc., diminuindo assim a morbilidade e reduzindo o período de cicatrização.

Poderão não ser necessárias modalidades avançadas de imagiologia, o que reduzirá a exposição à radiação. A aceitação dos doentes será maior, uma vez que evita a necessidade de cirurgias complicadas, reduz a duração do período de tratamento e os custos.[(64)]

Indicações

Na sua maioria, as indicações e contra-indicações para os implantes curtos e ultra-curtos não são significativamente diferentes das dos implantes de comprimento tradicional.

Os implantes curtos podem ser utilizados em quase todos os tipos de próteses, quer sejam fixas ou amovíveis, incluindo

1. Prótese fixa simples e múltipla no maxilar posterior.
2. No tratamento de uma mandíbula edêntula severamente reabsorvida, com quatro implantes de comprimento curto utilizados para suportar uma sobredentadura ou seis implantes curtos utilizados para suportar uma prótese fixa.
3. Na maxila edêntula, são colocados adicionalmente dois implantes de comprimento curto na área distal, juntamente com implantes mais longos na pré-maxila, para suportar uma sobredentadura maxilar ou uma prótese fixa.[(62)]

Não demorou muito para que as indicações se alargassem e, atualmente, existe uma infinidade de utilizações clínicas tanto para os implantes tradicionais como para os implantes curtos osseointegrados.

Entre estas indicações contam-se as seguintes:

- Arcos mandibulares e maxilares desdentados.
- Substituição de um único dente.
- Substituições múltiplas de dentes para incluir próteses suportadas por implantes.
- Incapacidade de tolerar o material, a cobertura, o volume, etc. de uma prótese tradicional.
- O desejo do doente de não ter uma prótese amovível.

- Incapacidade do doente para tolerar uma prótese amovível. [66]

O implante curto e ultra-curto estreito é ideal em situações clínicas com incisivos laterais congenitamente ausentes e raízes de cúspides anguladas. Também é útil na substituição de dentes incisivos mandibulares em falta. [66]

A utilização de implantes curtos e ultracurtos quando a altura óssea residual (RBH) é mínima e quando o forame incisal vai ser utilizado como local de implantação é outra indicação para utilização. [66]

Contra-indicações

No que diz respeito às contra-indicações para implantes dentários, é necessário ter em conta as contra-indicações absolutas e relativas. Nos últimos 40-50 anos, registou-se uma mudança significativa nos tipos de contra-indicações absolutas e relativas.

O que outrora era considerado uma contraindicação absoluta tornou-se agora uma prática corrente. Por exemplo, em tempos, pensava-se que fumar (ou qualquer consumo de tabaco) era uma contraindicação absoluta. [66] Atualmente, parece que as contra-indicações absolutas para a colocação de implantes dentários estão principalmente relacionadas com problemas médicos avançados

- Pacientes significativamente comprometidos do ponto de vista médico, incluindo os pacientes que não conseguem suportar a anestesia - local ou sedação - necessária para o procedimento.
- Doentes diabéticos não controlados. Uma vez controlados, estes doentes têm uma contraindicação relativa ou não têm qualquer contraindicação.
- Doentes que tenham sido submetidos a tratamento com medicamentos relacionados com bisfosfonatos e que tenham evidência documentada de necrose óssea relacionada com bisfosfonatos.

A simples utilização ou exposição a bisfosfonatos constitui uma contraindicação relativa à colocação de implantes dentários.

- Colocação de implantes em ossos que sofreram uma forte exposição à radiação, tanto no osso como nos tecidos moles circundantes.
- Doença imunossupressora não controlada.[66]

Quando começamos a discutir as contra-indicações relativas para implantes dentários, existem factores que se podem aplicar aos implantes de comprimento tradicional mas não aos implantes curtos e ultra-curtos. Algumas contra-indicações relativas podem incluir:

- Uma variedade de doenças sistémicas. A consulta e a coordenação com o pessoal médico competente contribuirão muito para atenuar eventuais problemas.
- Tabagismo excessivo. Os doentes devem ser aconselhados sobre os potenciais efeitos prejudiciais na longevidade dos implantes, bem como sobre problemas de saúde gerais.
- Má higiene oral. Os pacientes que perderam os seus dentes devido a negligência dentária ou a problemas periodontais secundários a uma má higiene oral devem ser aconselhados sobre a necessidade de bons cuidados em casa e de cuidados dentários preventivos regulares.

- Falta de osso alveolar adequado. Todos os implantes - tradicionais, curtos e ultra-curtos - requerem uma certa quantidade de altura e largura do osso alveolar.[18]

Uma contraindicação relativa adicional para a colocação de implantes tem-se verificado nos adolescentes.

Há muito que se defende que os implantes não devem ser colocados até o crescimento ter cessado. [67]

Protocolos cirúrgicos para colocação de implantes curtos

Nisand e Renourd, em 2014, sugeriram diretrizes para a colocação de implantes curtos e outras opções terapêuticas com base na altura do osso disponível, na qualidade do osso e em determinados factores de risco, como o tabagismo, a história de doença periodontal e a idade avançada. [62]

Altura da cumeeira	Tipo de osso	História de periodontite, fumadores, idade do doente	Tratamento
■;5mm	Tipo 1. il. Il	Não	Elevação do seio maxilar
	Tipo IV	Sim	Elevação do seio maxilar
6-6mm	Tipo de letra	Não	Implantes curtos
	Tipo IV	Sim	Elevação do seio maxilar
26 mm	Typal, 11,111	Não	Implantes curtos
	Tipo IV	Sim	Implantes curtos

(62)

Maxila reabsorvida

Altura da cumeeira	Tipo de osso	Tratamento
<8mm	Tipo 1. II, III, IV	Procedimento cirúrgico avançado
2Дтт	Tipo 1,11. Ill, IV	Implantes curtos

(62)

Mandíbula reabsorvida

Considerações biomecânicas

Foram classificados da seguinte forma

1. Considerações de diagnóstico

a) Diâmetro do implante: É mais eficiente do que o comprimento do implante para a dissipação de tensões, porque a área que recebe o esforço máximo é a crista óssea e muito pouca tensão é transferida para a porção apical. Por conseguinte, um aumento do comprimento apenas melhoraria a estabilidade primária, mas um implante mais largo não só aumentaria a estabilidade primária, como também a área de superfície funcional ao nível da crista óssea, o que levaria a uma melhor distribuição das forças oclusais. A análise de elementos finitos também apoiou este conceito e demonstrou que o comprimento do implante pode não ser o principal fator que influencia a transferência de cargas oclusais para a interface osso-implante .[68]

b) Rácio coroa/implante: O aumento do rácio coroa/implante pode atuar como um cantilever vertical, levando à perda da crista óssea e à falha do implante. No entanto, as melhorias das superfícies e dos sistemas de implantes, juntamente com a orientação correta da força e a distribuição da carga, permitiram a aplicação de rácios coroa/implante elevados com sucesso. [62]

c) Qualidade do osso: É o principal fator para o sucesso de implantes curtos. As áreas com osso tipo III e tipo IV apresentam mais fracassos, independentemente do tratamento da superfície do implante. A combinação do comprimento curto do implante e da fraca qualidade óssea reduz a estabilidade do implante durante a colocação do implante e o período de cicatrização. [(62)]

d) Falta de cantilevers: Um cantilever amplia as forças diretamente proporcionais à altura da coroa. Cria seis pontos de rotação potenciais diferentes no corpo do implante. A eliminação dos cantilevers favorece a biomecânica e aumenta a previsibilidade do tratamento.

e) Número de implantes: A utilização de vários implantes aumentará a área de superfície funcional para resistir às forças oclusais. [(62)]

f) Desenho do implante: A área de superfície do implante pode ser aumentada em (65):

a. Número de roscas: Quanto maior for o número de roscas por unidade de comprimento no mesmo plano axial, maior será a área de superfície do implante em contacto com o osso.

b. Profundidade da rosca: As roscas mais profundas proporcionam uma maior superfície de implante.

c. Forma da rosca: O desenho de rosca quadrada tem uma percentagem de contacto osso-implante mais elevada em comparação com os desenhos de rosca em forma de V e de contraforte invertido.

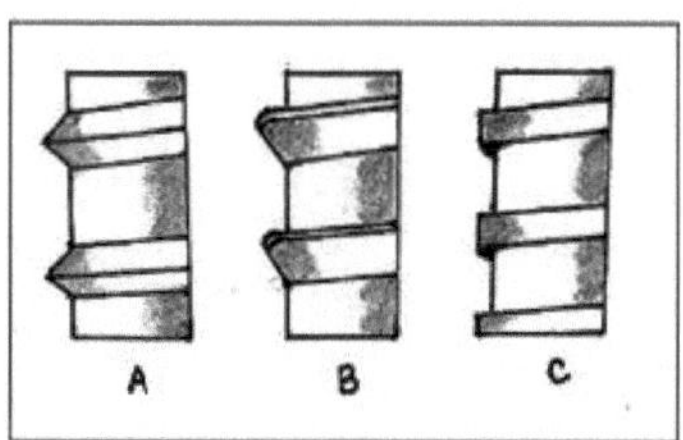

Fig. 64: a) Rosca em V b) Rosca invertida c) Rosca quadrada.

d. Superfície do implante: Em comparação com a superfície lisa torneada, a microtopografia rugosa da superfície do implante aumenta a área da superfície de contacto osso-implante e acelera a integração óssea. Também compensa o rácio inadequado coroa/implante.

2. **Considerações cirúrgicas para implantes curtos**

a) Protocolo cirúrgico de duas fases: É recomendada uma cirurgia em duas fases para implantes curtos, uma vez que proporciona uma boa estabilidade primária durante a fase de cicatrização. O tempo decorrido entre a fase cirúrgica e a fase de carga deve ser de 4-6 meses para a maxila e de 2-4 meses para a mandíbula. [(62)]

b) Protocolo cirúrgico adaptado: É possível obter uma maior estabilidade inicial do implante eliminando um passo no protocolo cirúrgico padrão, como a eliminação da broca escareadora ou a eliminação da broca final na sequência de perfuração padrão [(69)].

O protocolo de perfuração de osso mole deve ser seguido em osso de má qualidade, enquanto a perfuração final do osso é efectuada com brocas estreitas em vez de brocas de tamanho padrão. (62)

3. **Considerações protéticas para implantes curtos**

a) Ligação do implante ao pilar: A conexão cónica Morse induz uma menor perda óssea marginal em comparação com a conexão do pilar hexagonal externo e também promove o crescimento ósseo sobre o ombro do implante. A conexão interna do pilar hexagonal do implante apresenta uma distribuição de força mais alargada em comparação com a conexão hexagonal externa. A comutação da plataforma mantém a crista óssea ao longo de todo o comprimento do implante até ao nível do colo.

b) Mesa oclusal: Uma pequena mesa oclusal reduz as cargas de desvio sobre o implante.

c) Orientação incisal: Os implantes devem seguir uma abordagem biomecânica semelhante à dos dentes naturais para acomodar as forças de mordida mais elevadas nas regiões posteriores da boca. A orientação incisal dos dentes anteriores elimina as forças laterais para os dentes posteriores em todas as excursões mandibulares.

d) Splinting: Os implantes de Splinting aumentam a área de superfície funcional de suporte e transmitem menos força à prótese, ao cimento, aos parafusos do pilar e à interface osso-implante, especialmente quando colocados em osso mole. (62)

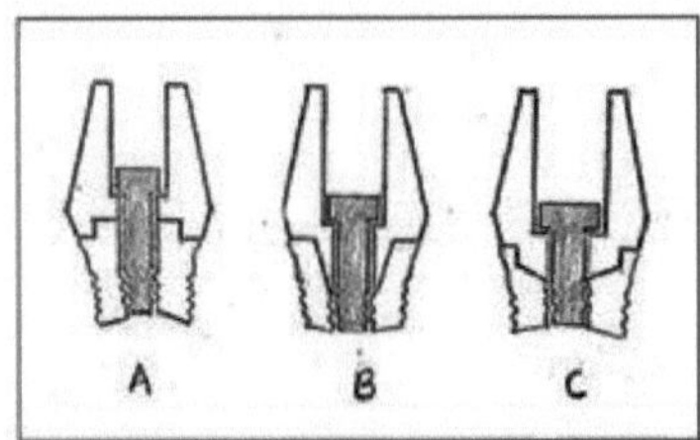

Fig. 64: a) Sextavado externo b) Cónico Morse c) Sextavado interno.

Taxa de sobrevivência

A sobrevivência dos implantes dentários curtos tem sido um tema controverso. Houve estudos em que foi associada uma taxa de sobrevivência inferior à utilização de implantes curtos em comparação com implantes mais longos (Bahat, **1993)**. Pelo contrário, várias revisões sistemáticas e documentos de consenso referiram que as taxas de sobrevivência dos implantes curtos são comparáveis às dos implantes convencionais colocados em osso puro ou enxertado. (70)

Autor	Ano	Estudo
Wyatt et al., [7]	1998	Estudou 77 pacientes com 230 implantes maquinados com um seguimento de 12 anos e concluiu que a taxa de sobrevivência cumulativa dos implantes curtos era de 75%, enquanto a dos implantes longos era de 95%
Bahat et al., [8]	2000	Verificou-se uma elevada taxa de insucesso de 17% para implantes de 7 mm e 8,5 mm
Weng et al., [9]	2003	Realizou um estudo em 493 pacientes com 1179 implantes com um seguimento de 72 meses e encontrou uma taxa de sobrevivência cumulativa de 74% com implantes de 7 mm, 81% com implantes de 8,5 mm e 93,1% com implantes de >10 mm
Herrmann et al., [10]	200Б	Efectuou uma análise multicêntrica de 487 implantes e encontrou uma taxa de insucesso de 10,1% para os implantes de 10 mm e uma taxa de insucesso de 21,8% para os implantes de 7 mm
Esposito et al. [1]	2011	Realizou um estudo em 60 pacientes comparando implantes de 6,3 mm com implantes de 9,3 mm associados a um procedimento de aumento vertical e constatou mais complicações em pacientes com implantes de aumento e menos

		perda óssea, menos tempo, menos custos e menos morbilidade com implantes curtos
Annibali et al., [11]	2012	Realizou uma revisão sistemática e uma meta-análise e concluiu que são necessários mais resultados de acompanhamento a longo prazo para apoiar a utilização de implantes curtos

Os estudos também afirmam que a taxa de sobrevivência cumulativa para implantes de 7 mm após 5 anos é de 96%. (71)

Outro estudo refere que os doentes de diferentes géneros apresentavam taxas de sobrevivência precoce significativamente diferentes, com uma taxa de sobrevivência de 95,88% para os homens em comparação com 96,55% para as mulheres. As taxas de sobrevivência de implantes com menos de 10 mm, entre 10 mm e 13 mm e com mais de 13 mm foram de 90,91%, 97,13% e 93,95%, respetivamente. (72)

Comprimento do implante (mm)		
< 10	240 (90.91)	261
10-13	1554 (97.13)	1600
>13	180 (93.95)	192

le: Taxa de sobrevivência dos implantes consoante o seu comprimento

Os implantes estudados nos artigos anteriores de Herrmann e colegas, Friberg e colegas, Wyatt e Zarb, Bahat, Attard e Zarb e Weng e colegas revelaram taxas de sobrevivência fracas em comparação com as suas contrapartes longas. No entanto, estes foram os resultados para implantes torneados/superfície maquinada (lisa), com hexágono externo. (73)

Uma meta-análise de estudos observacionais efectuada por Pommer e colegas em 2011 separou os implantes de superfície rugosa dos implantes de superfície lisa e "sugeriu que os implantes de superfície rugosa com um comprimento mínimo de 7 mm não representam um fator de risco para o insucesso do implante". Annibali e colegas, na sua revisão sistemática, concluíram que uma superfície rugosa em implantes curtos produziu taxas de sobrevivência cumulativas superiores de 99,2% em comparação com implantes revestidos à máquina de 94,6%. Concluíram que existiam elevadas taxas de sobrevivência com baixas taxas de complicações biológicas e biomecânicas e que os implantes com superfície rugosa eram preferíveis. (73)

Nisand e Renouard também concluíram que os implantes de superfície rugosa melhoram o contacto osso-implante.

Assim, pode concluir-se que os implantes curtos utilizados em ambos os maxilares podem ser um conceito viável com implantes longos comparáveis. (73)

Tendências recentes em implantes curtos - Implantes dentários curtos expansíveis

Há vários anos que os implantes dentários curtos (<8 mm) são uma opção de tratamento disponível, promissora e fiável para a reabilitação orofacial de mandíbulas e maxilares atróficos, o que constitui uma alternativa ao aumento vertical da crista. O prognóstico dos implantes dentários curtos e a satisfação dos pacientes com este tratamento têm sido previsivelmente elevados. (74)

Estudos biomecânicos demonstram que o osso da crista é predominantemente deformado sob carga axial e extra-axial. (75)

Por conseguinte, a conceção macro e micro dos implantes dentários curtos deve ser optimizada para melhorar a sua taxa de sucesso e estabilidade a longo prazo (estabilidade primária: imediatamente após a inserção do implante; estabilidade secundária: após a osteointegração; estabilidade terciária: em condições de carga).

Estas inovações beneficiariam muitas pessoas, incluindo doentes idosos com comorbilidades e medicamentos gerais. [74]

Um estudo -Novel expandable short dental implants in situations with reduced vertical bone height-technical note and first results|| realizado por Waldemar Reich et al utiliza um implante curto expansível de parafuso de titânio (PYRAMIDION dental implant, DenTack Implants Ltd., Kfar-Saba, Israel), que leva à condensação dinâmica do osso apical.[76] Os implantes tinham as seguintes dimensões e caraterísticas especiais: 5, 6 e 7 mm de comprimento, 3,75 e 4,1 mm de diâmetro e uma plataforma hexagonal interna (7 mm de comprimento) ou externa (5 e 6 mm de comprimento). A expansão apical é efectuada após a inserção do implante, utilizando uma ferramenta de expansão especial e um binário de roquete, resultando numa forma piramidal.

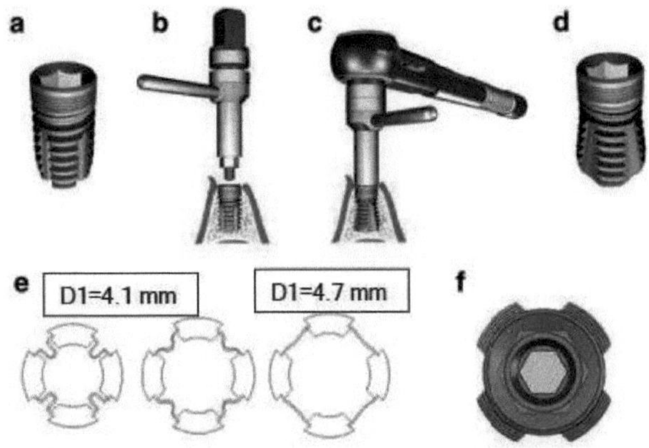

Fig. 65. a. Implante dentário curto expansível fechado (4,1 X 7 mm). b. Fixação manual da ferramenta de expansão. c. Conclusão do processo de expansão utilizando a catraca. d. Implante dentário curto expansível aberto (4,1 X 7 mm). e. Vista em corte transversal do ápice do implante. O processo de expansão apical é caracterizado pelo desdobramento de quatro asas, que são coonectadas por quatro lâminas, D1: Diâmetro do implante fechado. D2: Diâmetro do implante aberto. f. Vista superior do implante expandido. O implante expandido apresenta um diâmetro apical de 4,7 mm e um comprimento do bordo de 4,4 mm.

Os resultados do estudo mostraram que todos os 30 implantes dos 9 pacientes (com idades compreendidas entre os 44 e os 80 anos) puderam ser inseridos e expandidos sem problemas intra-operatórios. Durante o período de acompanhamento de 3 anos, a taxa de sucesso dos implantes foi de 28/30 (93,3%). Os quocientes médios de estabilidade dos implantes (ISQ) foram os seguintes: estabilidade primária, 69,7 ± 10,3 unidades ISQ, e estabilidade secundária, 69,8 ± 10,2 unidades ISQ ($p = 0,780$), ambas sem diferenças significativas entre a maxila e a mandíbula ($p > 0,780$). As alterações médias da crista óssea após a carga foram (cada uma medida a partir da linha de base) as seguintes: no primeiro ano, 1,0 ± 0,9 mm na maxila e 0,7 ± 0,4 mm na mandíbula, e no segundo ano, 1,3 ± 0,8 mm e 1,0 ± 0,7 mm, respetivamente. Assim, em comparação com outros estudos prospectivos, nesta indicação, a taxa de sucesso é aceitável. A estabilidade dos implantes apresenta valores elevados de estabilidade inicial e secundária. Portanto, o sistema pode apresentar uma extensão da reabilitação funcional

para o grupo de pacientes idosos com altura óssea vertical limitada. [76] Outro estudo realizado por Michael Alterman et al. examinou a utilização de implantes dentários curtos com um desenho compressivo expansível como uma alternativa adequada ao procedimento convencional de elevação do seio maxilar em casos de altura de rebordo alveolar deficiente na área posterior do maxilar. Cinquenta pacientes com setenta e três implantes dentários curtos com um design compressivo expansível que foram tratados para cristas alveolares maxilares posteriores de 5 a 7 mm nas dimensões verticais entre 2012 e 2018 foram avaliados num estudo retrospetivo. Foram analisados os dados demográficos dos pacientes, as propriedades dos implantes, a estabilidade primária e as taxas de sucesso e sobrevivência dos implantes 1 ano após a reabilitação.
Os resultados mostraram uma taxa de sucesso total de 97,2%, com uma perda óssea média de 1,03 mm. Os autores concluíram que os implantes dentários curtos com um desenho de compressão apical expansível podem ser uma alternativa à elevação do seio maxilar em rebordos alveolares maxilares verticalmente deficientes.

CAPÍTULO 6

PROJECTO DE IMPLANTE MODIFICADO PARA IMPLANTES ATROFÉRICOS MANDIBÉIS Basais

A restauração da arcada edêntula com a utilização de implantes tem um certo grau de sucesso previsível. No entanto, para efetuar uma cirurgia de implantes sem complicações e com boa afluência, o requisito fundamental é a existência de osso suficiente, ou seja, um mínimo de 13-15 mm de comprimento e 5-7 mm de largura. Se os critérios não forem cumpridos, os implantes convencionais podem não ser muito bem sucedidos e é necessário um plano de tratamento alternativo que restaure as dimensões alveolares perdidas.

Para ultrapassar os obstáculos na restauração dos ossos maxilares atrofiados, foram desenvolvidos e colocados com sucesso os implantes -Basal||. (1)

Os implantes basais são implantes dentários que envolvem o osso cortical altamente denso, que tem menor propensão para a reabsorção, para a retenção do implante. Estes implantes são incomparáveis e concebidos para obter ancoragem a partir do osso cortical basal. Atualmente, o implante basal tem um desenho avançado, um protocolo cirúrgico e é um sistema protético favorável. Devido a estas propriedades, vários profissionais de todo o mundo incluem a implantologia basal nas suas práticas e, até à data, estes implantes têm dado resultados muito desejáveis. [(2)]

O implante basal, também conhecido como implante lateral ou implante de disco, funciona com base no princípio da utilização de áreas de osso cortical basal que estão isentas de infeção e reabsorção. A razão pela qual se utiliza o osso cortical é o facto de a sua tolerância à carga ser muito mais elevada do que a do osso esponjoso. [(2,77)]

Estes , foram desenvolvidos adicionalmente e principalmente para uso imediato, bem como para uso no maxilar atrofiado. Também podem ser aplicados em locais onde existe muito pouco osso vertical, enquanto o fornecimento de osso horizontal ainda é suficiente, mesmo que estas quantidades não sejam contíguas, como na região do seio maxilar.

História dos implantes basais

Os implantes basais foram desenvolvidos e melhorados em várias fases, principalmente pelos dentistas alemães e franceses.

O implante de peça única foi desenvolvido e utilizado pela primeira vez pelo Dr. Jean-Marc Julliet em 1972. O seu desenho estava disponível em dois tamanhos. [(78)]

Em meados dos anos 80, o Dr. Gerard Scortecci, um dentista francês, apresentou um sistema de implantes basais melhorado, com ferramentas de corte adequadas. Foram desenvolvidos por ele dois tipos de implantes, denominados -Disk implants||, com conectores internos e mais tarde externos ligados à superestrutura protética. [(78)]

Em meados dos anos 90, um grupo de dentistas na Alemanha desenvolveu novos tipos de implantes e ferramentas mais adequadas, bem como acessórios práticos, com base no sistema de Diskimplants.

Em 1997, os implantes basais laterais foram introduzidos pelo Dr. Ihde, à semelhança dos "Diskimplants". Estes implantes tinham um design redondo e a superfície era inicialmente rugosa. (77)

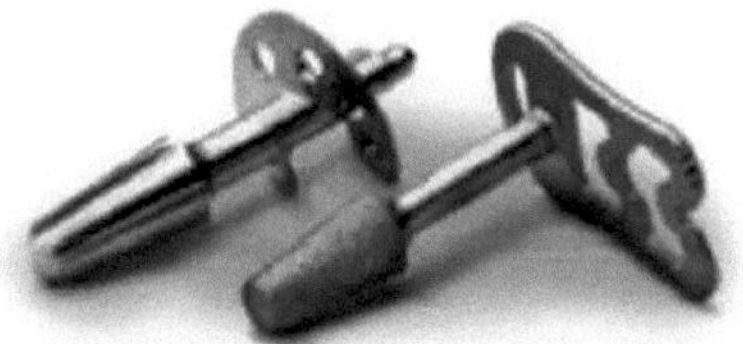

Fig. 66. Implantes basais

Mais tarde, o Dr. Ihde desenvolveu tipos melhorados de implantes basais:

- Em 2002, foi inventado o modelo de placa de base à prova de fratura, que foi posteriormente patenteado nos Estados Unidos e na Europa.
- Foram introduzidas zonas de flexão no eixo vertical do implante.
- A partir de 2005, as experiências com implantes basais laterais foram transformadas em desenhos de parafusos (BCS, GBC). (77)

Em 1999, a estrutura da superfície das peças do implante vertical foi produzida polida e, a partir de 2003, todos os implantes basais foram produzidos polidos.

A razão foi o facto de as superfícies polidas não apresentarem tendência para mucosite, peri-implantite e a reintegração dos implantes ser possível em caso de afrouxamento. Observou-se também que as superfícies ósseas rugosas tinham uma tendência reduzida para a reintegração. O desenho do pilar também foi desenvolvido. Inicialmente, os implantes basais eram concebidos como desenhos de duas peças, o que levou à introdução dos implantes de uma peça.

O tamanho de duas cabeças tornou-se disponível para construções cimentadas e, mais tarde, levou ao desenvolvimento de ligações aparafusadas internas. Estes desenhos são importantes para a utilização maxilo-facial e para a fixação de epíteses. (77), (78)

Tipos de implantes basais com base na morfologia

Existem quatro tipos básicos de implantes basais disponíveis

i. Forma do parafuso.
ii. Forma do disco.
iii. Forma de placa.
iv. Outras formas.

Estes tipos podem ainda ser classificados em

i. Forma de parafuso

a. Desenho do parafuso de compressão (Implante KOS)
b. Desenho de parafuso bi-cortical (implante BCS)
c. Parafuso de compressão + Parafuso bi-cortical (KOS Plus) Implante)

ii. Formulário de disco

Implante Basal Osseointegrado (BOI) / Implante Trans-Osseointegrado (TOI) / Implante Lateral

a. De acordo com a ligação do pilar.

1. Implante de peça única.
2. Ligação roscada externa.
3. Ligação interna roscada.
    - Hexágono externo.
    - Octógono externo.

b. De acordo com o desenho da placa basal.
1. Discos basais com bordos angulosos.
2. Discos basais com bordos latentes também designados por implante tipo S.

c. De acordo com o número de discosi.
1. Disco único.
2. Disco duplo.
3. Disco triplo.

iii. Forma de placa
a. Implante BOI-BAC.
b. Implante BOI-BAC2.

iv. Outros formulários
a. Implante TPG (Tuberopterygoid).
b. Implante ZSI (Parafuso Zygoma). [(2),(21)]

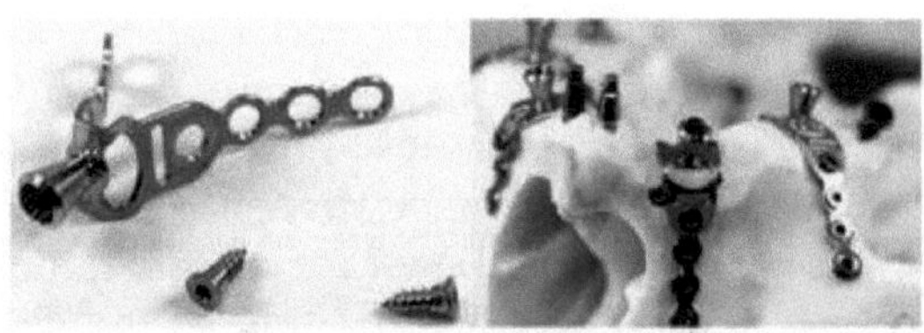

Fig. 69: Implantes em forma de placa

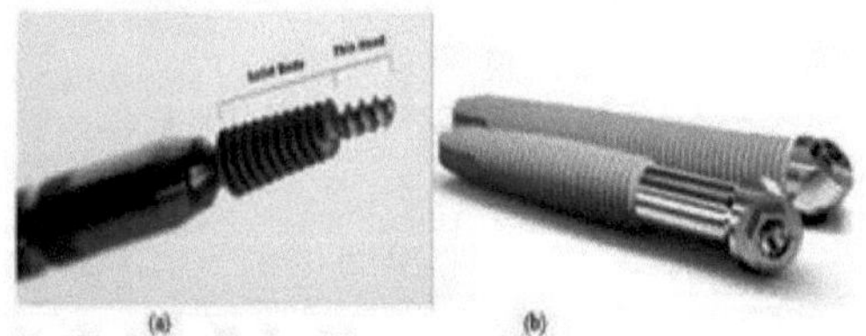

Fig. 70: a) Implante Tuberopterigóide e b) Implantes de Parafuso Zigomático

Vantagens

1. **Carga imediata:** A prótese é colocada no prazo de 72 horas após a cirurgia, o que reduz o custo do tratamento e também poupa tempo.
2. **Implantes de secção única:** Estes implantes são concebidos numa única peça, o que minimiza ainda mais a falha que geralmente ocorre devido a problemas de ligação da interface.
3. **Minimamente invasivo:** A cirurgia é minimamente invasiva, com menos complicações pós-operatórias e cicatrização rápida.
4. **Implantologia de uma só peça** - Os implantes basais são implantes de uma só

peça que minimizam a falha dos implantes devido a problemas de interface entre as ligações que existem nos implantes convencionais de duas e três peças.

5. **Suporte ósseo basal - cortical** - Estes implantes requerem o suporte do osso basal, que é muito mais resistente à reabsorção, ao contrário dos implantes convencionais que se apoiam maioritariamente no osso crestal. O osso cortical basal tem uma capacidade de reparação muito mais rápida e estável. [(77),(78)]

6. **Funciona bem em situações de osso comprometido** - Aumento/enxerto ósseo, levantamento de seio e procedimentos de transposição de nervos podem ser evitados. Estes implantes aproveitam particularmente o osso disponível para evitar procedimentos de aumento ósseo. Enquanto que para os implantes convencionais, o osso disponível tem de ser modificado através de procedimentos de aumento para se adaptar aos implantes.

7. **Melhor distribuição das forças de mastigação** - Os implantes basais são implantados em osso basal de alta qualidade. Assim, as forças mastigatórias são distribuídas pelas áreas de osso cortical que são altamente resistentes à reabsorção e têm uma capacidade de reparação muito elevada. [(77),(78)]

8. **Incidência de peri-implantite** - A peri-implantite é a etiologia comum subjacente ao fracasso dos implantes convencionais. Esta ocorre principalmente devido à rugosidade da superfície do implante e aos problemas de interface entre as várias partes do implante. Os implantes basais monobloco de superfície lisa são utilizados para eliminar a ameaça de peri-implantite em cerca de 98%.

9. **Situações clinicamente comprometidas** - Os implantes basais funcionam bem em diabéticos controlados, em fumadores e em pacientes que sofrem de periodontite crónica.[(77),(78)]

Desvantagens dos implantes basais

Para além da parte cirúrgica e protética do planeamento do tratamento, esta técnica também requer um conhecimento fundamental aprofundado nos domínios da biomecânica e da fisiologia óssea. É necessária uma formação adequada para evitar quaisquer complicações.

Os implantes basais são utilizados para a reabilitação de qualquer tipo de arcada edêntula, mesmo a atrofiada, e podem ser colocados tanto no alvéolo de extração como no osso cicatrizado. Dependendo da situação, pode ser efectuada uma técnica com ou sem retalho. Recomenda-se um conhecimento e uma compreensão substanciais.

Os recentes avanços no que respeita aos materiais utilizados no fabrico de implantes, às modificações da superfície, à carga imediata e aos implantes personalizados melhoraram a taxa de sucesso dos implantes. [(1)]

1. Os implantes basais, ao contrário de outros tipos, não se ligam ao osso de forma alguma. A superfície lisa e polida não permite o crescimento de células ósseas na superfície, ou seja, não existe um processo de osseointegração. Isto significa que, em qualquer altura, o implante basal pode deslocar-se ou desenvolver-se muito facilmente. A falta de osseointegração, para além de criar uma base mais fraca, é um pré-requisito para uma penetração mais fácil de bactérias entre o implante e o osso. Esta é a

principal causa de complicações nos implantes basais - inflamação (periimplantite).
2. Os implantes de uma só peça não permitem a correção da inclinação da parte gengival, o que requer dobrar com um alicate ou limar diretamente na boca. Isto pode deslocar o implante ou dividir o osso. Toda a gente pode concluir sobre a resistência destes implantes, desde que permitam a dobragem com um alicate.
3. Tirar uma impressão de implantes basais de peça única é fácil e rápido. Esta impressão transmite as informações ao laboratório de forma imprecisa e constitui um desafio para os técnicos de prótese dentária desenvolverem um modelo correto e uma construção precisa. Com implantes osteointegrados padrão, a impressão é feita com a ajuda de transferências, análogos, que recriam com exatidão a situação na cavidade oral e permitem a construção de uma ponte precisa.
4. A fixação da ponte é efectuada apenas por colagem com cimento (ao contrário das pontes normais em que a ponte é fixada com parafusos). Esta é uma opção de compromisso devido ao risco de retenção de cimento sob a ponte ou entre o implante e a gengiva (especialmente 2-3 dias após a cirurgia). Os resíduos de cimento causam inflamação das gengivas e do osso, levando frequentemente à perda dos implantes.
5. A remoção de uma ponte colada com cimento é difícil, frequente e impossível (é removida juntamente com os implantes), arriscada para os implantes e geralmente consiste na destruição completa da ponte.
6. Um conceito moralmente desatualizado que não permite a utilização de todas as tecnologias digitais disponíveis para a colocação de implantes com um guia cirúrgico e a impressão ou corte da ponte definitiva.
7. Devido à menor resistência e ao menor diâmetro dos implantes basais, é necessário colocar um maior número deles em comparação com os implantes normais.
8. O baixo custo dos implantes basais deve-se, por um lado, à falta de uma superfície de osseointegração e, por outro lado, à falta de componentes individuais, tais como multithreads, superestruturas, parafusos, cobertura
tampas, parafusos de fixação, transferências, análogos e superestruturas de digitalização, por outro.[79]
9. Estética comprometida com a substituição de um único dente
10. É necessário um cirurgião qualificado com conhecimentos anatómicos sólidos para realizar uma cirurgia bem sucedida. [78,80]
11. Redução do excesso de osso sadio em casos de bom suporte ósseo
12. A osteólise por sobrecarga pode ser observada se a distribuição da carga não for efectuada corretamente. [80]

Indicações dos implantes basais

1. Em situações em que faltam vários dentes ou têm de ser extraídos.
2. Quando um procedimento de aumento ósseo falhou.
3. Casos de cristas finas - É a deficiência de osso na espessura bucolingual.

Crista muito fina (crista em faca alta, em que a espessura do osso bucopalatino crestal é < 2 mm; mandíbula em lápis)

4. Casos em que a altura do osso é insuficiente. (77,78)

Contra-indicações dos implantes basais:

1. Condições médicas : Uma história recente de enfarte do miocárdio (ataque cardíaco) impediria a colocação de implantes dentários.

AVC cerebrovascular, A imunossupressão também leva à redução da eficácia do sistema imunitário.

2. Medicamentos: Um implantologista necessita de informações completas sobre todos os medicamentos e suplementos que o doente toma. Os medicamentos mais preocupantes são os que são utilizados no tratamento do cancro e os que inibem a coagulação do sangue. [(77), (1)]

3. Bruxismo intenso, cerramento, má oclusão descontrolada e/ou história de dentes fracturados, especialmente quando associados a problemas psicológicos.

4. Bifosfonatos IV em doses elevadas utilizados no tratamento da osteoporose grave ou do cancro (risco de osteonecrose do maxilar).

5. Neuropatias faciais e do trigémeo associadas a um estado depressivo, epilepsia

6. Doença cardíaca grave, acidente vascular cerebral recente ou ataque cardíaco (risco de endocardite infecciosa), diabetes não controlada, insuficiência renal não tratada.

7. Radioterapia em curso para o cancro (risco de osteoradionecrose do maxilar, especialmente após a radiação da região da cabeça e do pescoço).

8. Idade inferior a 15 anos

9. Alergias ou hipersensibilidades a ingredientes químicos do material utilizado: liga de titânio (Ti6Al4V)

10. Certas doenças das membranas mucosas da boca,

11. Uma relação desequilibrada entre os dentes superiores e inferiores e Má higiene da boca e dos dentes

12. Infecções nos dentes vizinhos (bolsas, quistos, granulomas, sinusite major. [(78)]

Desenhos de implantes para implantes basais

Morfologia dos implantes

O implante BOI e BCS atualmente produzido tem uma superfície lisa e polida, uma vez que se verificou que as superfícies polidas são menos propensas a inflamação (mucosite, periimplantite e periimplantite) do que as superfícies rugosas. [(81,82)]

Os implantes KOS e KOS Plus são submetidos a um tratamento de superfície (jato de areia e granalha com posterior ataque ácido), no entanto, o colo do implante é mantido altamente polido no implante KOS. No implante KOS Plus, o colo do implante e a parte do parafuso cortical basal são mantidos fortemente polidos. [(2)]

A. Morfologia do implante BOI

O implante BOI é fabricado em titânio puro ou numa liga de titânio e molibdénio para aumentar a resistência do implante.[(82)]

Estes podem ser de uma ou duas peças, sendo as seguintes as partes do implante BOI (Fig.71)-

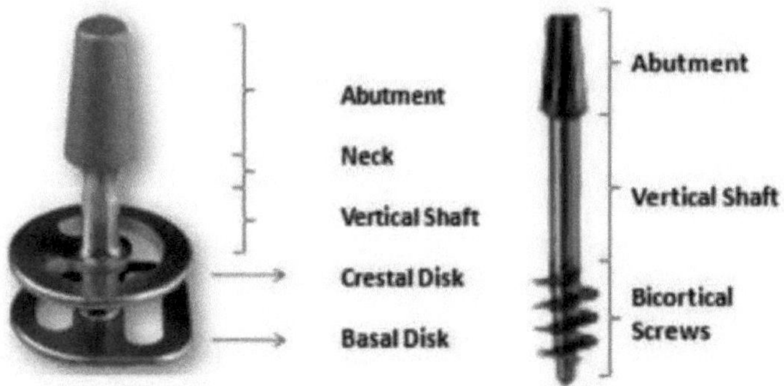

Fig. 71. Implante de disco basal/Implante osseointegrado basal (BOI)
Fig. 72. Implante de parafuso bi-cortical (BCS)

a) Parte do pilar

Nos implantes BOI de peça única, a porção do pilar é cónica e permanece exposta na cavidade oral, ao passo que nos implantes BOI de duas peças, a porção do pilar pode ser um parafuso roscado externamente ou um parafuso roscado internamente com uma plataforma de restauração hexagonal ou octogonal externa. [(82)]

b) Pescoço

É a porção que se encontra diretamente abaixo da porção do pilar. Esta porção pode ou não ser constringida em diâmetro; a constrição proporciona uma melhor adaptação gengival pós-cicatrização e também reduz a rigidez e permite uma flexão de 15°-25°. (82)

c. Eixo vertical

Esta é a parte que liga todos os componentes do implante. O eixo é mantido liso e polido para desencorajar a acumulação de placa e a inflamação; também pode ser elástico ou rígido, dependendo do diâmetro e do tipo de titânio utilizado. A haste vertical é apenas um componente de suporte de carga e tem normalmente 10 a 13,5 mm de comprimento. [(2)]

d. Disco Crestal

É o primeiro disco do implante. É designado por disco da crista porque se encontra no osso da crista após a colocação do implante. Este disco tem um duplo objetivo, ou seja, imediatamente após a colocação do implante, este disco proporciona e mantém a estabilidade primária e, após a osseointegração, este disco converte-se num componente de suporte e distribuição de carga. (2,83)

e. Disco basal

É o segundo disco na base do implante e é o último componente do corpo do implante. Esta parte também é mantida polida e é um componente de suporte e distribuição de carga. A parte do eixo ligada ao disco basal é elástica e também pode ser dobrada em 15°-25°. **(2,83)**

A distância entre os discos crestal e basal é geralmente de 5 mm.

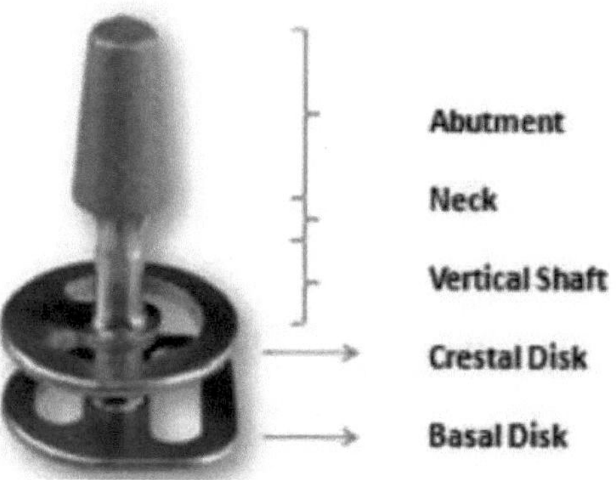

Fig. 73: Implante BOI

B. Morfologia do implante BCS

Trata-se de implantes de peça única concebidos de forma semelhante ao implante BOI com modificações no pilar e na porção do implante. O pilar do implante BCS pode ser cónico reto, cónico angulado e pilares MultiUnit. Ao contrário do implante BOI, que é composto por discos na porção do implante, o implante BCS tem parafusos de corte de diâmetro largo que ajudam a encaixar as placas corticais vestibulares e palatinas/lingual e, inicialmente, proporcionam estabilidade primária e capacidade de suporte de carga ao implante e, posteriormente, actuam como componente de suporte e distribuição de carga
[2,80](Fig. 74).

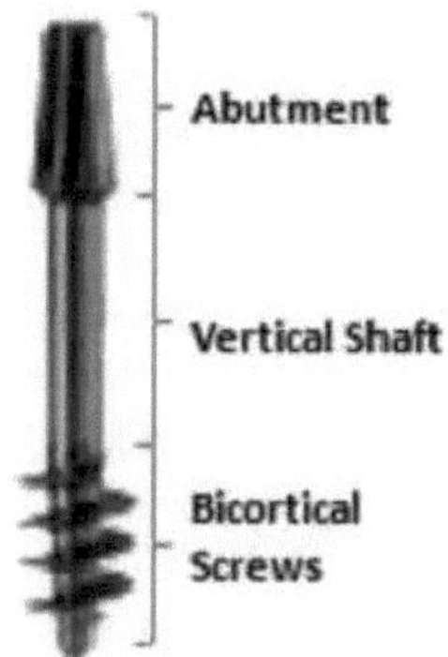

Fig. 74: Implante BCS

Estes implantes também são fortemente polidos e são implantes sem rebordo com um diâmetro de penetração na mucosa muito pequeno .[77,83]

C. Morfologia dos implantes KOS e KOS Plus

Estes implantes são implantes de peça única e são fabricados em titânio molibdénio ou titânio

Liga de alumínio e vanádio. Estes implantes são concebidos como parafusos de compressão, ou seja, quando são aparafusados no osso, comprimem o osso esponjoso que rodeia o implante para formar um osso mais compacto e densol (Fig. 75).

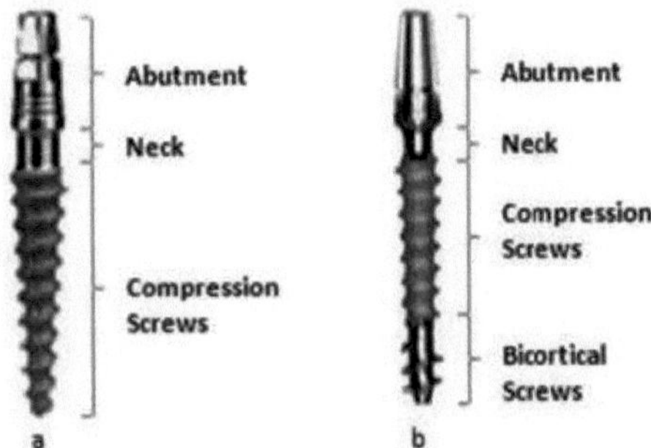

Fig. 75: a. Implante KOS com parafusos de compressão;
b. Implante KOS+ com parafusos de compressão e bicorticais

1. Porção do pilar

Esta é a plataforma de restauração destes implantes e fica exposta na cavidade oral. Estes implantes oferecem uma grande variedade de opções de pilares.

a. Pilares rectos cónicos para coroas cimentadas, este pilar pode também ter uma micro-ranhura vertical que serve como caraterística anti-rotação.
b. Pilares angulares cónicos.
c. Pilares de localização.
d. Pilares esféricos.
e. Pilares de várias unidades.

*(estes pilares fazem parte de um implante de peça única)(2,84) ii. Pescoço

Esta parte do implante é altamente polida e é apertada para ajudar a uma melhor adaptação gengival e para desencorajar a acumulação de placa bacteriana. O colo do implante pode ser dobrado de 15° a 25°. (2,84)

iii. Porção do implante

Esta porção do implante tem as roscas com uma estrutura larga e voltas largas, o que lhes permite aplicar forças de compressão no osso esponjoso e convertê-lo num osso mais denso do tipo cortical. No KOS Plus, o terço apical do implante é composto pelos parafusos corticais basais, que são parafusos adicionais que ajudam o implante a encaixar nas placas corticais bucal e palatina/lingual e ajudam a ganhar estabilidade primária e, posteriormente, funcionam como suporte de carga e distribuição.
componente. De notar que no implante KOS Plus a peça BCS é sempre altamente polida. (2,84)

Técnica cirúrgica para colocação de implantes basais (2)

Ao contrário dos implantes convencionais, os implantes basais têm uma abordagem cirúrgica diferente. A técnica é simples e fácil de executar e não implica uma perfuração extensa do osso, evitando assim lesões térmicas.

Durante toda a cirurgia, o modo de irrigação utilizado é externo e, normalmente, para quase todos os casos, uma única osteotomia piloto com uma broca -pathfinder|| é suficiente para os implantes KOS, KOS Plus e BCS, o kit também é composto por

brocas manuais para uma preparação controlada da osteotomia. [85,86]
Os autores não defendem a elevação de um colo para estes implantes, uma vez que resulta numa diminuição do fornecimento de sangue e também devido ao desenho destes implantes, a elevação de um colo é inútil. Outro fator a considerar é a carga imediata destes implantes; um local suturado não é uma área favorável para receber uma prótese imediata .[82,85,86]
Para o implante BOI, a aproximação ao osso é obtida através da elevação lateral de um colo e do corte no osso com brocas de disco do tamanho necessário numa direção lateral para formar uma osteotomia em forma de T. Consequentemente, o implante é colocado lateralmente e o retalho é fechado sobre a inclinação (2)

Cicatrização peri-implantar (implante BOI e BCS)

Uma vez que estes implantes têm um desenho único, a cicatrização peri-implantar também é única. - A osteointegração|| é designada por - Osseoadaptação|| em implantologia basal, o que deriva do facto de o osso com cargas funcionais contínuas se remodelar e adaptar sobre a superfície do implante, a remodelação do osso sob cargas funcionais é considerada a 4ª Dimensão.
De acordo com a filosofia da implantologia basal, o processo de osteoadaptação é efectuado por uma -Unidade Multicelular Óssea| (BMU), que se diz ser como um cone cortante com uma cauda, o cone cortante é composto por células osteoclásticas que corroem o osso peri-implantar e a cauda é composta por células osteoblásticas que depositam osso, à medida que esta unidade se move no osso, a atividade osteoclástica é subsequentemente seguida pela atividade osteoblástica (Fig. 76).

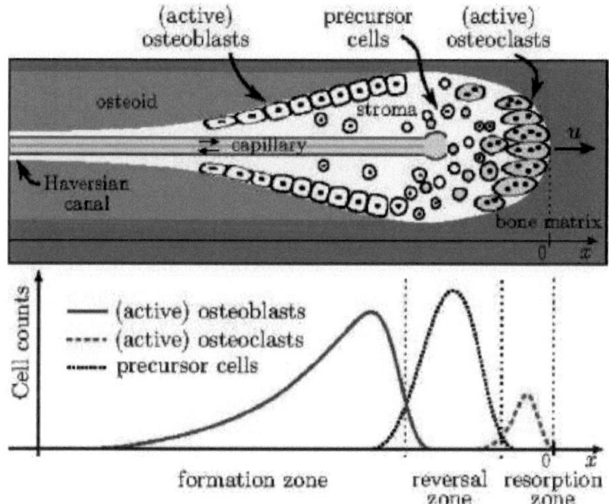

Fig. 76.

A formação desta BMU ocorre quando o implante BOI e BCS são sujeitos a carga imediata, o que leva à remodelação do osso sob tensões funcionais que conduzem ao desenvolvimento desta unidade, iniciando assim a fase de cicatrização e conduzindo à formação de um osso peri-implantar denso,
15. A cascata de processos envolvidos é a seguinte (2,78)-

I. Fase de ativação

Nesta fase, as células precursoras/células estaminais mesenquimais humanas desenvolvem-se em osteoblastos e osteoclastos. Esta fase tem a duração de 3 dias.

II. Fase de reabsorção

Durante esta fase, ocorre uma atividade osteoclástica que revela um osso macio e poroso. A atividade osteoclástica ocorre a uma taxa de 40pm./dia

III. Fase de reversão

Nesta fase, tem lugar a atividade osteoblástica. Os osteoblastos depositam osso novo nos canais haversianos a um ritmo de 1-2pm/dia.

IV. Fase progressiva

Esta fase envolve os osteoblastos que formam lamelas concêntricas nos canais haversianos, o que leva à redução do diâmetro do canal e ao aumento da densidade óssea.

Nesta fase, o diâmetro do canal haversiano é de 40-50pm. O osso formado é uma Matriz Osteoide Não-Mineralizada e esta fase dura 3 meses.

V. Fase de Mineralização

Após 10 dias de formação do osteoide, inicia-se a fase de mineralização. Esta fase envolve duas etapasa)

a. Estágio de Mineralização Primária

Esta fase confere dureza primária ao osteoide e é responsável por 60% de toda a mineralização.

b. Estágio de Mineralização Secundária

Esta fase confere a dureza final e a morfologia final do osso. Esta fase dura 6-12 meses.

VI. Fase Dormente

Nesta fase, os osteoblastos desenvolvem-se em osteócitos e revestem os canais haversianos, assumindo funções mecânicas, metabólicas e homeostáticas. É de salientar que ao longo destas fases os implantes estão sujeitos a cargas funcionais e por isso existe uma estimulação contínua da BMU ao longo da vida do implante, o que faz com que o osso peri-implantar se torne denso (o que aumenta ao longo da vida do implante) e se adapte sobre a superfície do implante, daí o termo - Osseoadaptação||, e é assim que a remodelação desempenha um papel fundamental e é designada como a - 4ª Dimensão||.

Em termos simples, pode afirmar-se que a cicatrização peri-implantar é um processo que dura toda a vida e que utiliza o conceito de micro-movimento e compressão óssea, razão pela qual estes implantes são também designados por "implantes ortopédicos", uma vez que utilizam os mesmos princípios de cicatrização peri-implantar e densificação óssea.

No que respeita aos implantes KOS e KOS plus, uma vez que estes implantes são tratados à superfície, a cicatrização peri-implantar ocorre de acordo com o conceito de osseointegração e a remodelação é um processo que dura toda a vida.

Implantes basais para cristas atrofiadas

A reabilitação de rebordos atrofiados constitui um desafio para o protésico, quer seja fixo ou removível. A restauração de tais casos envolve um planeamento extenso, incluindo a opção de cirurgia pré-protética; a implantologia basal elimina qualquer necessidade de cirurgias extensas. Ao contrário da implantologia convencional, em que é indicado o aumento do rebordo para permitir a colocação de implantes com dimensões adequadas, os implantes basais podem ser utilizados em qualquer tamanho e em combinação com qualquer implante.

No entanto, existe uma determinada metodologia para reabilitar as cristas atrofiadas. Seguem-se os pontos que são considerados antes de reabilitar a maxila e a mandíbula atrofiadas

a. Considerações sistémicas gerais

Segundo os implantologistas basais, é indiferente que o doente tenha tido um enfarte do miocárdio recente, um acidente vascular cerebral, uma terapia imunossupressora, quimioterapia e/ou radioterapia e uma terapia com bifosfonatos.

A diabetes não é uma grande preocupação, desde que os níveis de açúcar no sangue estejam controlados, e também não importa se o destinatário é fumador ou não. [2,84]

b. Considerações biomecânicas

Os graus de densidade óssea indicados pelo Dr. Carl E. Misch não são relevantes para a implantologia basal, uma vez que a sequência de perfuração e o método de colocação são completamente diferentes. A medição da densidade óssea também não é relevante, uma vez que os parâmetros medidos se alteram aquando da inserção e carga do implante.

O osso é uma estrutura visco-elástica, tal como este implante, pelo que se evita o fenómeno de proteção contra as tensões. (2)

c. Carregamento

De acordo com a filosofia da implantologia basal, o osso craniano está permanentemente num estado de torção, ou seja, existem tensões laterais constantes aplicadas ao osso craniano em todos os momentos devido à ação dos músculos faciais ligados, pelo que não existe um implante sem carga, uma vez que as forças laterais existirão sempre, independentemente de o implante receber ou não uma superestrutura. Tendo em conta este fenómeno, os implantes basais podem ser deixados sem uma superestrutura até à conclusão da fase de cicatrização ou podem receber uma superestrutura imediatamente, após 3 dias, 1 semana, 6-8 semanas, ou pode ser feita uma restauração temporária durante 3-6 meses, seguida de uma restauração definitiva. [2,87]

IV. Reabilitação dos maxilares e mandíbulas

O sistema estomatognático é constituído por um componente fixo (osso maxilar) e um componente móvel (osso mandibular). O papel do componente móvel é aplicar forças e o componente fixo absorve uma quantidade considerável das forças aplicadas. Devido ao objetivo acima mencionado dos maxilares, torna-se imperativo que o
a mandíbula deve ser restaurada em primeiro lugar, também uma prótese mandibular

convencional sobre uma base atrofiada é instável, por conseguinte, a função mastigatória torna-se deficiente e, gradualmente, os músculos associados perdem a sua tonicidade, devido à reabilitação fixa estas adversidades são evitadas, por conseguinte, a mandíbula deve ser restaurada em primeiro lugar

V. Tratamento das cristas atrofiadas

a. Mandíbula atrofiada-

Ao longo dos anos, desenvolveram-se duas escolas de pensamento relativamente às restaurações de implantes na mandíbula atrofiada, que são

i. Conceito de Multi-Implantação da Escola Francesa

Propagada e fundada por Scortecci, esta escola favorece um grande número de implantes basais na mandíbula, na sua maioria cerca de 7-12 implantes. De acordo com esta escola, os implantes basais e crestais são combinados para resultar numa restauração que é tão rígida que não permite qualquer torção ao longo da mandíbula, o que também não permite que o sistema mandibular reoriente as forças.

Uma vez que é quase impossível parar a torção mandibular, são geradas forças excessivas no corpo do implante, o que leva a uma osteólise por sobrecarga e provoca a falha do implante. [2,82,83]

ii. Conceito de posicionamento estratégico de implantes da Escola Alemã

Esta escola foi fundada pelo Dr. Ihde. De acordo com esta escola, são colocados 4 implantes na mandíbula, de preferência nas regiões dos caninos e segundos molares, o que permite a torção mandibular e a reorientação das forças, que são compensadas pela flexibilidade da prótese, evitando assim a osteólise por sobrecarga e a falha do implante. (2,87)

Técnica de implantação infranerval

Na mandíbula atrofiada com reabsorção avançada, o nervo IA encontra-se mais próximo da crista; nestes casos, torna-se difícil colocar implantes na crista sem aumento ósseo ou reposicionamento do nervo.

Os implantes BOI não requerem tais procedimentos antes da sua colocação, uma vez que a preparação da osteotomia pode ser modificada, ou seja, a osteotomia preparada para o disco basal é preparada cerca de 2-3 mm abaixo do nervo, desta forma o disco basal é inserido abaixo do nervo e evita-se a necessidade de procedimentos extensos. Esta técnica é também designada por Implantação Infraneural. [2,78]

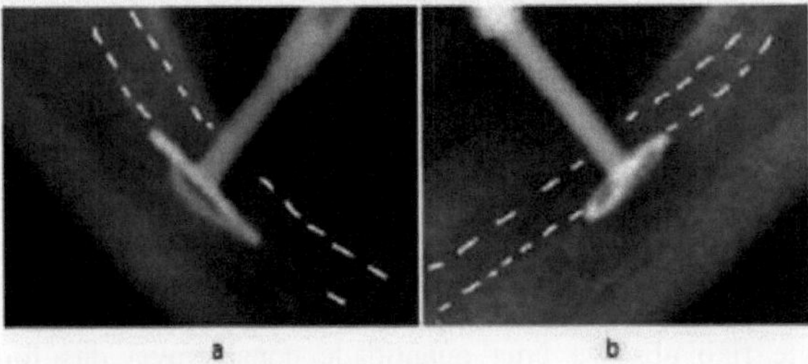

Fig. 77: a e b mostrando a implantação infranerval/infraneural do implante de disco basal (a linha pontilhada representa o nervo infra-alveolar)

A maxila reabsorvida representa um desafio considerável para as restaurações com implantes. O seio pneumatizado e o osso poroso tornam a colocação de implantes uma tarefa difícil.

O osso poroso é tratado pelos implantes de parafuso de compressão, enquanto que, para o seio, foram descritas duas técnicas que descrevem técnicas alternativas de colocação.

i. Técnica de secção do seio - Nesta técnica, são seccionadas duas/três paredes do seio para facilitar a colocação do disco basal no seio.

Os implantologistas basais deixam ao operador a opção de elevar a membrana do seio e efetuar o enxerto. O único objetivo desta técnica é obter um suporte bicortical; além disso, só pode ser colocado um implante desta forma em cada seio.

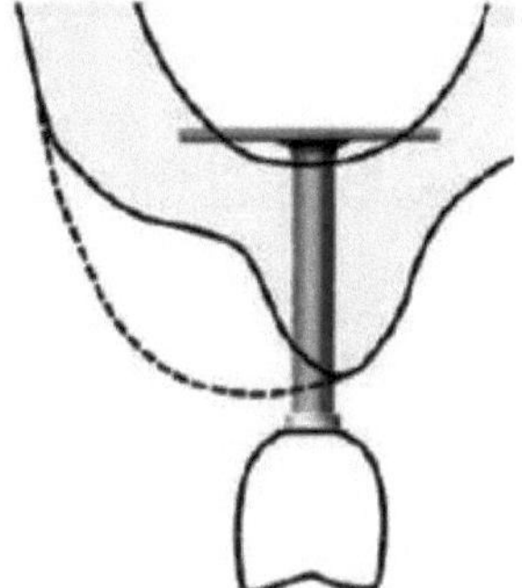

Fig.78: Técnica de secção do seio

ii. Parafusos Tuberopterigóides (TPG)

Estes implantes são colocados no osso pterigoide e ajudam a fornecer apoio adicional à prótese.

Estes são utilizados em conjunto com a técnica de secção sinusal e são colocados a 20°-45° no osso e a angulação entre o implante BOI e o parafuso TPG não deve exceder 90°, caso contrário a colocação da prótese torna-se difícil.

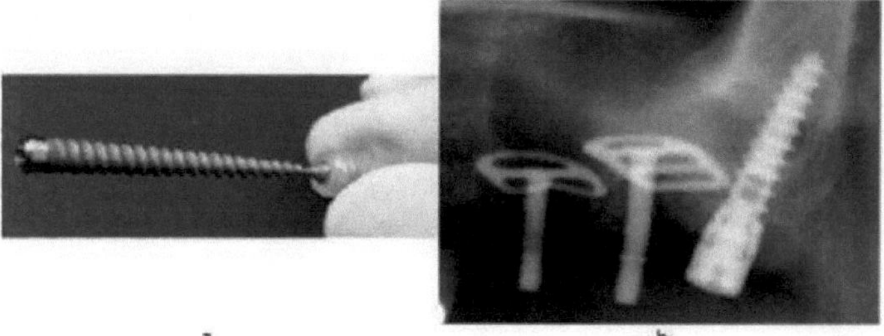

Fig. 79: a. Implante de parafuso tuberopterigóide (TPG); b. Implante TPG in situ

iii. Implante de parafuso zigomático (ZSI)-

Estes são implantes zigomáticos que são colocados no osso zigomático e, tal como o implante BCS, também têm parafusos corticais com arestas vivas que ganham suporte bicortical. (2,78)

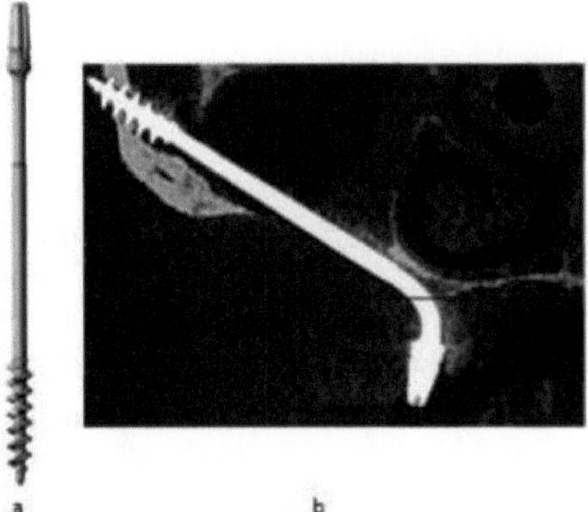

Fig. 8: a. Implante de parafuso Zygoma (ZSI); b. Implante de parafuso Zygoma in situ

c. Fixação cortical de uma só vez

Trata-se de um protocolo muito recente, introduzido pelo Dr. Henri Diederich em 2013; este protocolo baseia-se na implantologia da cortical basal e tem como objetivo específico a reabilitação de maxilares atrofiados, independentemente da quantidade de osso disponível, sem qualquer necessidade de aumentos.

Trata-se basicamente de um implante em forma de placa, que se assemelha a miniplacas (utilizadas para a redução de fracturas) com uma plataforma de pilar. Este design único permite que sejam dobrados e se adaptem a qualquer superfície e é ancorados ao osso com mini-parafusos de expansão óssea.

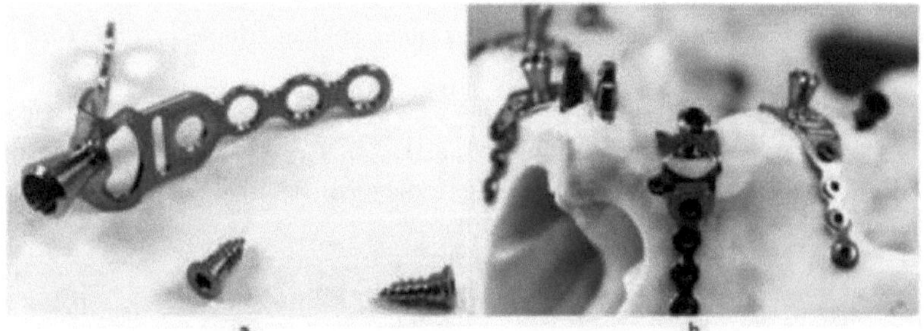

Fig. 81: a e b O conceito Cortically Fixed @Once

O número de furos necessários pode ser reduzido; outra vantagem é

a sua isoelasticidade permite-lhes imitar o osso. Estes implantes são implantes subperiosteais e, até à data, este protocolo tem mostrado bons resultados, mas é necessária mais investigação clínica. (2,88)

Limitações de binário

É recomendada uma limitação do binário para os implantes basais:

1. Implante basal de diâmetro 3 0 mm, por inserção direta - Nunca exceder 117 Ncm
2. Implante basal de diâmetro 4,5 mm - 5,0 mm, por inserção direta - Nunca exceder

238 Ncm 3. Implante basal de diâmetro 5 5 mm, através de inserção direta - Nunca exceder 298 Ncm [78]

Reabilitação protética

O objetivo da reabilitação protética é proporcionar estética, permitir a prática da higiene e, principalmente, evitar a osteólise por sobrecarga.

A estética é cuidada seguindo os três PFs dados pelo Dr. Carl **D.** Misch. A osteólise por sobrecarga é prevenida através de esquemas oclusais adequados, que podem ser: oclusão bilateral equilibrada, função de grupo, proteção mútua e oclusão lingualizada. [2]

Complicações

Podem ocorrer várias complicações associadas aos implantes, como a fratura do implante dentário, secundárias a uma sobrecarga biomecânica, e a fratura do implante pode ser causada pela reabsorção óssea em torno de um implante, diminuindo a quantidade de osso de suporte que rodeia o implante e colocando assim uma tensão indevida no próprio implante.

Implante complicações associadas	Complicações cirúrgicas	Fator do doente complicações	Outras complicações tardias
Peri-implante doença	Maxila	Diabetes mellitus	Osteomielite da mandíbula Cisto ciliado cirúrgico da maxila
Fratura de implantes	Hemolacria Epistaxis	Fumar	Neuropatia-TN, TNWP,
Falha do implante	Lesões musculares extra-oculares		
Implante imediato	Perfuração do pavimento nasal		
Remoção de implantes complicação	Membrana Schneideriana perfuração Deslocação do implante para o seio maxilar Ingestão acidental de uma chave de parafusos Mandíbula Hematoma do pavimento da boca Deslocação do implante Espaço submental Espaço sublingual		

A epistaxe é definida como uma hemorragia da narina, da cavidade nasal ou da nasofaringe, que pode ter sido causada devido a uma lesão da artéria alveolar superior anterior que foi recolhida no seio maxilar e drenada através da abertura antral.

A hemolacria é definida como uma condição que faz com que uma pessoa produza lágrimas de sangue, que podem ter sido causadas devido à ação capilar através do ducto nasolacrimal. Uma boa higiene dentária é importante para a preservação do implante. [89]

Devem ser evitadas actividades que exijam um esforço físico considerável, imediatamente após a colocação de implantes dentários.

As possíveis complicações após a colocação de implantes dentários são sintomas temporários:

- Dor,
- Inchaço,
- Dificuldade fonética e

- Inflamação da gengiva.

Os sintomas mais persistentes são

- Dor crónica associada a implantes,
- Parestesia permanente,
- Disestesia,
- Perda de osso da crista maxilar / mandibular,
- Infecções localizadas ou sistémicas,
- Fístulas oro-antrais ou oro-nasais,
- Dentes adjacentes afectados de forma desfavorável,
- Fratura de implantes ,
- Problemas maxilares / ósseos / próteses / estéticos,
- Danos nos nervos,
- Esfoliação,
- Hiperplasia. [(78)],[(85)]
- Osteólise por sobrecarga funcional: As forças mastigatórias transmitidas através dos implantes basais podem criar microfissuras locais no osso cortical. Estas microfissuras são reparadas através da formação de osteótomos secundários, um processo designado por remodelação. No entanto, este processo reduz temporariamente o grau de mineralização e aumenta a porosidade do osso afetado. Assim, os implantes basais têm uma boa hipótese de reintegração, se as cargas forem reduzidas a uma quantidade adequada. [(77,90)]

Implantes subperiosteais

Os implantes dentários subperiosteais representam uma opção de tratamento disponível para a gestão de mandíbulas edêntulas gravemente atróficas. [(91)] Originários da Suécia no início da década de 1940 e introduzidos e aperfeiçoados nos Estados Unidos na década de 1950, os implantes subperiosteais parecem ser raramente utilizados atualmente nas práticas de implantologia oral, em comparação com uma estimativa de 5000 colocações anuais de pacientes nos Estados Unidos durante o final da década de 1980. [(92)]

O primeiro implante subperiosteal inferior foi colocado pelo dentista sueco Gustav Dahl em 1942. No final da década de 1940, os Drs. Gershkoff e Goldberg visitaram Dahl e trouxeram a sua ideia para os Estados Unidos. Desde então, muito se aprendeu e o implante subperiosteal evoluiu em muitos aspectos diferentes. [(93)]

Os implantes subperiosteais mandibulares completos são implantes não endósseos, eposteais, com pés de suporte de carga colocados sob o periósteo em superfícies ósseas corticais, incluindo áreas da crista oblíqua externa, parte lateral do ramo ascendente, tubérculo genial, crista milo-hioideia e sínfise.

São moldados à medida para se adaptarem à topografia existente das superfícies ósseas alveolares, utilizando uma liga de grau cirúrgico biocompatível de 60% de cobalto-20% de crómio-5% de molibdénio ou, por vezes, de titânio. Os pilares permucosos anteriores e posteriores bilaterais estendem-se para a cavidade oral e ligam-se frequentemente a uma barra de meso-estrutura intra-oral (Brookdale) utilizada para suportar restaurações protéticas.

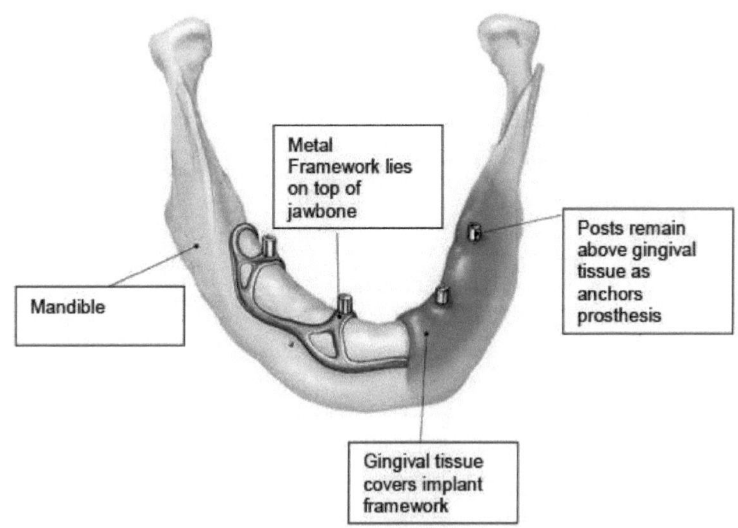

Fig. 82 Implante subperiosteal

Os implantes subperiosteais para mandíbulas edêntulas gravemente atróficas podem oferecer potenciais vantagens de minimizar as necessidades de tratamento de aumento do rebordo, reduzindo o tempo de tratamento necessário para restaurar a função protética perdida e, possivelmente, proporcionando um menor encargo financeiro para alguns pacientes, em comparação com alguns planos de tratamento alternativos que envolvem sistemas de implantes dentários com forma de raiz endóssea. [(92)]

Indicações

O implante subperiosteal está indicado para doentes com Tipo I, Divisão C; Tipo II, Divisões C e D; e Tipo III, Divisões C, D, C.

Embora estes pacientes possam ter implantes endósteos na secção anterior, uma restauração RP4 pode ser comprometida por:

(1) uma forma de arco que proporciona uma distância antero-posterior muito pequena entre implantes, resultando assim num suporte cantilever inadequado, e

(2) uma má relação entre o comprimento do implante e a altura da restauração, causada por reabsorção óssea grave. Uma restauração RP-5 também seria contra-indicada nestes pacientes devido à fraca anatomia do rebordo posterior.

(3) Outras razões para a utilização de implantes subperiosteais incluem o tempo e as finanças. [(93)] Um doente que opte por uma prótese suportada por implantes subperiosteais pode ter uma prótese provisória estável em apenas dois meses, ao contrário de uma prótese suportada por implantes endósteos, que demoraria cerca de sete meses a preparar e colocar.

(4) Quando tudo é considerado, os honorários de uma prótese com suporte

subperiosteal, comparados com os de uma prótese com suporte endosteal numa mandíbula atrófica, são normalmente mais baixos. Este facto baseia-se no aumento do número de implantes endósteos necessários, no número de procedimentos de enxerto ósseo e, possivelmente, no número de procedimentos de reposicionamento do nervo. (93)

Desenhos de implantes para implantes subperiosteais

O desenho do implante subperiosteal passou por muitas alterações. As primeiras concepções consistiam numa tira estreita de vitallium, que assentava apenas na crista da mandíbula e era mantida no lugar por parafusos.

Ligados a esta tira metálica estavam postes que sobressaíam através da mucosa e sobre os quais assentava uma prótese.

Estes postes são conhecidos como= abutments".

A tira metálica é designada por subestrutura".

A infraestrutura passou por grandes alterações. Inicialmente, a quantidade de metal em contacto com o osso foi aumentada para tornar o implante mais estável e evitar a sua deslocação.

A infraestrutura evoluiu, como se pode ver no trabalho de Lew, que, enquanto trabalhava no final da década de 1940 e início da década de 1950, aperfeiçoou os seus próprios desenhos de implantes básicos, reduzindo gradualmente o volume dos seus desenhos de treliça anteriores até desenvolver um desenho moderno simplificado em que menos peças metálicas assentavam no osso.

O desenho atual procura reduzir a quantidade de metal sob a gengiva e, ao mesmo tempo, aumentar a área de metal sobre osso cortical denso e estável. As áreas de importância são a crista oblíqua externa, a superfície lateral do ramo, o tubérculo genial, a crista milo-hioide e a superfície da sínfise.

Embora a quantidade de metal sob a gengiva tenha diminuído, registou-se um aumento da quantidade de metal acima da gengiva. Estas adições integrais à fundição da subestrutura, que ligam intra-oralmente os pilares anterior e posterior, são designadas por barras Brookdale ou mesoestrutura. Estas barras rígidas, localizadas muito acima da mucosa oral, proporcionam rigidez e resistência à infraestrutura e distribuem mais equitativamente as forças de mastigação pelo osso de suporte. Este desenho da meso-estrutura foi modificado para ligar os pilares anterior e posterior, bem como para se estender posteriormente para ligar à estrutura no ramo lateral como uma barra contínua em forma de U.

O número de pilares ligados à estrutura também aumentou em certos casos. Até à data, todas estas alterações foram desenvolvidas para estabilizar o implante e distribuir a força o mais uniformemente possível, um processo que tende a diminuir a reabsorção óssea sob a infraestrutura.

Os avanços nos biomateriais estão agora a ajudar a reconstruir áreas deficientes da crista sob partes do implante. Alguns dos biomateriais que estão a ser utilizados são enxertos compostos de osso esponjoso particulado da medula óssea (PMCB), partículas de hidroxiapatite (HA) e titânio revestido com HA. De acordo com Kay,

Golec e Riley,= Um revestimento de HA de alta qualidade pode ser aplicado numa base personalizada para

(1) proporcionar um substrato biologicamente mais adequado para a adaptação dos tecidos moles e dos ossos;

(2) acelerar a fixação dos tecidos moles e do osso à superfície do implante;

(3) proporcionar uma superfície de adaptação óssea direta, sem tecido fibroso interveniente, e

(4) criam uma ligação mais forte ao osso e inibem a libertação de iões metálicos da superfície do implante."[94] Boyne e James também descobriram que, quando estes novos biomateriais são utilizados, a HA tende a formar osso compacto lamelar em áreas do enxerto que são mais resistentes à reabsorção. O osso lamelar tende a substituir o osso esponjoso anterior do rebordo edêntulo e produz um rebordo alveolar que é melhor concebido para suportar as forças protésicas oclusais [95]

Estes avanços na conceção e nos biomateriais tornaram o implante subperiosteal completo num dos sistemas de implantes mais bem sucedidos, versáteis e previsíveis.

Impressões

O sucesso do implante subperiosteal depende da estreita adaptação da subestrutura metálica ao osso subjacente. A este respeito, a duplicação da superfície óssea mandibular é da maior importância.

Os primeiros implantes subperiosteais realizados por Gershkoff e Goldberg não foram produzidos a partir de impressões ósseas diretas. Em vez disso, foram efectuadas impressões de tecidos moles nos primeiros pacientes que necessitavam de implantes subperiosteais. A partir destas impressões, foi criado um modelo mestre em pedra. Este modelo mestre era então= raspado" para se aproximar do que o clínico imaginava que seria a mandíbula; o clínico era auxiliado apenas pela revisão de raios X e pela palpação digital. [93].

O paciente necessitou apenas de um procedimento cirúrgico: a colocação do implante que foi fabricado a partir deste molde mestre rudimentar. Foram utilizados parafusos para estabilizar o implante, que se limitou a assentar na crista do rebordo. Escusado será dizer que muitos deles falharam rapidamente.

Protocolo cirúrgico para implantes subperiosteais

Um procedimento cirúrgico em duas fases foi introduzido concomitantemente pelo Dr. Isaiah Lew e pelo Dr. Nicholas Berman. Esta técnica foi desenvolvida em 1951 e ainda hoje é a norma. O fabrico de uma moldeira personalizada e de um rebordo de mordida é feito a partir de uma impressão de tecido mole.

- O primeiro procedimento cirúrgico expõe o osso mandibular, permitindo uma impressão direta utilizando a moldeira personalizada. Ao mesmo tempo, é efectuado um registo de mordida que regista a distância da crista do rebordo mandibular ao plano oclusal do

arco maxilar.

Isto permite ao técnico de laboratório

(1) Criar uma subestrutura de adaptação mais precisa" e

(2) Fabricar os= abutments" e= superstructure" com a folga oclusal correta.

- Na segunda cirurgia, o implante, que foi construído sobre uma réplica exacta do osso mandibular, é colocado e revela-se muito mais estável; raramente necessita de parafusos para a sua fixação.[93], [95]

Com o aumento da tecnologia informática, especificamente a imagiologia de diagnóstico multiplanar CAD-CAM, é possível reproduzir a mandíbula sem ter de fazer uma impressão direta. Como esta nova técnica elimina uma cirurgia, resultando em menos ansiedade e trauma para o paciente, um implante subperiosteal pode tornar-se uma opção de tratamento ainda mais viável. [93, 96]

Complicações

As complicações dos implantes subperiosteais são as seguintes

- Inflamação,
- Disestesia pós-inserção,
- Inchaço, e
- Dor
- Laceração do nervo mandibular,
- Reabsorção óssea progressiva. [97],[98]

Taxas de sobrevivência

A literatura descreve resultados variáveis.

Kole encontrou uma taxa média de sucesso de apenas 6% após, em média, sete anos de implantação.

Na conferência dos NIH de Harvard, em 1978, Goldberg comunicou números de sucesso em dez anos de 36% ± 6%.

Uma descrição semelhante do resultado dos implantes subperiosteais foi relatada por Mercier, Cholewa e Djokovic, que encontraram um sucesso de 60% após um período médio de observação de 3,3 anos.

O resultado ótimo da terapia de implantes subperiosteais é representado pelo material a longo prazo de Bodine e Yanase (99), cujo relatório de dez anos indicou um sucesso na ordem dos 66% ± 8%.

Em 1985, os mesmos autores publicaram um relatório de 30 anos sobre 28 implantes subperiosteais inseridos entre 1952 e 1959. Os pacientes deste estudo foram seguidos regularmente através de recordatórios, contacto pessoal, telefone e questionários. Não se perdeu um único doente no seguimento. Um dos pacientes manteve o seu implante subperiosteal in situ sem problemas durante mais de 26 anos de acompanhamento. A taxa de sucesso a cinco anos foi de 93%, mas os resultados a dez anos não foram melhores do que 64%. Este facto indica uma perda significativa de implantes ao longo do tempo, ainda mais comprovada pelos resultados a 15 anos que indicaram uma taxa de sucesso de implantes de 54%. [98,100]

Para além dos implantes de parafuso Branemark e do grampo ósseo Small, o trabalho de Bodine e Yanase representa o único estudo em que foi publicado um acompanhamento a longo prazo (>15 anos). No entanto, o resultado a longo prazo dos implantes subperiosteais não é claramente prometedor, e os autores concordam com

Boucher, que afirmou que todos os implantes subperiosteais acabarão por ser removidos se o doente não morrer com o implante colocado. Quando foram introduzidos pela primeira vez, os implantes subperiosteais eram o único sistema de implantes para casos selecionados. No entanto, à luz dos escassos dados a longo prazo e da existência de métodos alternativos com resultados muito melhores, as indicações clínicas para a inserção de implantes subperiosteais devem certamente ser consideradas como um conceito antigo. [98]

CONCLUSÃO

A colocação de implantes tem como objetivo final gerar uma ancoragem duradoura para obter o melhor resultado funcional e estético possível. No entanto, a colocação de implantes em maxilas e mandíbulas atróficas pode representar um desafio significativo devido à falta de osso e à anatomia desfavorável do rebordo residual.

Por conseguinte, o médico deve estar ciente dos resultados das diferentes opções de tratamento, de modo a poder avaliar criticamente a melhor opção para cada situação clínica. Existe uma quantidade variável de soluções para o tratamento de pacientes que procuram uma solução de implantes fixos. As abordagens mais significativas compreendem a colocação de implantes em pilares anatómicos, a elevação do fundo do seio e a cirurgia reconstrutiva com enxerto ósseo. Mas estas opções aumentam os passos cirúrgicos para a colocação de um único implante. Assim, na última década, foram introduzidos no campo da implantologia dentária desenhos de implantes modificados para os maxilares atróficos.

Estes procedimentos apresentam uma baixa taxa de morbilidade e existe literatura suficiente para apoiar a validade destas abordagens.

Está disponível uma vasta gama de modelos de implantes para maxilas e mandíbulas atróficas, nomeadamente implantes zigomáticos, implantes de tuberosidade, implantes pterigóides, implantes curtos, implantes inclinados e implantes basais. A seleção do implante depende não só do diagnóstico, mas também de vários outros factores que os desenhos de implantes modificados disponíveis trazem com as suas indicações, contra-indicações, vantagens e desvantagens. Assim, a arte peculiar da reabilitação da maxila e da mandíbula atróficas anda de mãos dadas com o horizonte de conhecimentos do clínico.

REFERÊNCIAS

1. Kumar S, Kumar K, Singh R, Vaibhav V, Bharat Kedia N. Basal implants- A new era of prosthodontic dentistry. IP Ann Prosthodont Restor Dent. 2020 Abr 28; 6 (1):1-3.

2. Gupta AD, Verma A, Dubey T, Thakur S. Implantes Osseointegrados Basais: Classiication and Review. 2017;4(11):7.

3. Ali SA, Karthigeyan S, Deivanai M, Kumar A. Reabilitação de implantes para maxila atrófica: uma revisão. J Indian Prosthodont Soc. 2014 Sep;14(3):196-207.

4. Chiapasco M, Casentini P, Zaniboni M. Procedimentos de aumento ósseo em implantologia dentária. Int J Oral Maxillofac Implants. 2009;24 Suppl:237-59.

5. Agur AM, Dalley AF. Atlas de Anatomia de Grant, 12ª edição.

6. Reiser GM. Utilização de implantes na região da tuberosidade, pterigoide e palatina: Considerações anatómicas e cirúrgicas.

7. Wood MR, Vermilyea SG. Uma revisão da literatura dentária selecionada sobre o planeamento do tratamento baseado em provas para implantes dentários: Relatório do Comité de Investigação em Dentisteria Protética Fixa da Academia de Dentisteria Protética Fixa. J Prosthet Dent. 2004 Nov 1;92(5):447-62.

8. Shetty M, Prasad DK, Mehra DR. Considerações anatómicas na seleção e posicionamento de implantes. Int J Oral Implantol Clin Res. 2013 Abr;4(1):24-9.

9. Juodzbalys G, Wang HL, Sabalys G. Anatomia das estruturas vitais da mandíbula. Parte I: Canal mandibular e feixe neurovascular alveolar inferior em relação à implantologia dentária. J Oral Maxillofac Res. 2010 Apr 1;1(1):e2.

10. Heasman PA. Variação na posição do canal dentário inferior e sua importância para a odontologia restauradora. J Dent. 1988 Feb;16(1):36-9.

11. Levine MH, Goddard AL, Dodson TB. Posição do Canal do Nervo Alveolar Inferior: Um Estudo Clínico e Radiográfico. J Oral Maxillofac Surg. 2007 Mar 1;65(3):470-4.

12. Kim ST, Hu KS, Song WC, Kang MK, Park HD, Kim HJ. Localização do Canal Mandibular e a Topografia das suas Estruturas Neurovasculares. J Craniofac Surg. 2009 maio;20(3):936.

13. Juodzbalys G, Wang HL, Sabalys G. Anatomia das estruturas vitais da mandíbula. Parte II: Canal Incisivo Mandibular, Forame Mental e Feixes Neurovasculares Associados em Relação à Implantologia Dentária. J Oral Maxillofac Res. 2010 Apr 1;1(1):e3.

14. 1Juodzbalys G, Wang HL. Diretrizes para a identificação das estruturas vitais mandibulares: Aplicações Clínicas Práticas de Anatomia e Métodos de Exame Radiológico. J Oral Maxillofac Res. 2010 Jul 1;1(2):e1.

15. Tolstunov L. Zonas de implante dos maxilares: localização do implante e respectiva taxa de sucesso. J Oral Implantol. 2007 Aug 1;33(4):211- 20.

16. Gaur V, Ihde S. Considerações sobre as opções de tratamento e a técnica para implantes ancorados corticalmente na maxila distal.

17. Ramezanzade S, Yates J, Tuminelli FJ, Keyhan SO, Yousefi P, Lopez-Lopez J.

Implantes zigomáticos colocados na maxila atrófica: uma visão geral das actuais revisões sistemáticas e meta-análises. Maxillofac Plast Reconstr Surg. 2021 Dec;43(1):1.

18. Branemark PI, Adell R, Albrektsson T, Lekholm U, Lindstrom J, Rockler B. Um estudo experimental e clínico de implantes osseointegrados que penetram na cavidade nasal e no seio maxilar. J Oral Maxillofac Surg Off J Am Assoc Oral Maxillofac Surg. 1984 Aug;42(8):497-505.

19. Malevez C, Daelemans P, Adriaenssens P, Durdu F. Utilização de implantes zigomáticos para tratar maxilas posteriores reabsorvidas. Periodontal 2000. 2003;33:82-9.

20. Rosenstein J, Dym H. Implantes Zigomáticos. Dent Clin North Am. 2020 Abr;64(2):401-9.

21. Goiato MC, dos Santos DM, Jr., Santiago JF, Moreno A, Pellizzer EP. Santiago JF, Moreno A, Pellizzer EP. Longevidade de implantes dentários em osso tipo IV: uma revisão sistemática. Int J Oral Maxillofac Surg. 2014 Sep;43(9):1108-16.

22. Bertl K, Heimel P, Rokl-Riegler M, Hirtler L, Ulm C, Zechner W. Avaliação baseada em MicroCT da qualidade do osso trabecular de diferentes locais de ancoragem de implantes para reabilitação mastigatória da maxila. J Cranio-Maxillofac Surg. 2015 Jul;43(6):961-8.

23. Balshe AA, Assad DA, Eckert SE, Koka S, Weaver AL. Um estudo retrospetivo da sobrevivência de implantes dentários de superfície lisa e rugosa. Int J Oral Maxillofac Implants. 2009;24(6):1113- 8.

24. Koodaryan R, Hafezeqoran A. Avaliação das superfícies de colo de implante para perda óssea marginal: uma revisão sistemática e meta-análise. BioMed Res Int. 2016;2016:4987526.

25. Sistemas de Implantes Zigomáticos - Um Guia Completo e Revisão Crítica para Cirurgiões e Protéticos [Internet]. Mandíbula atrófica & Implantes Zigomáticos. [cited 2023 Feb 12]. Disponível em: https://www.atrophicjaws.com/post/zygomatic-implant-systems

26. Straumann® Zygomatic Implant System [Internet]. [cited 2023 Feb 22]. Disponível em: https://www.straumann.com/en/dental- professionals/products-and-solutions/dental-implants/zygomatic- implant.html

27. Home - Sistema de Implantes S.I.N. [Internet]. [cited 2023 Feb 28]. Disponível em: https://www.sinimplantsystem.com.br/en/

28. Davo R, Bankauskas S, Laurincikas R, Kogyigit ID, Mate Sanchez de Val JE. Desempenho Clínico dos Implantes Zigomáticos - Estudo Multicêntrico Retrospetivo. J Clin Med. 2020 Feb;9(2):480.

29. tella JP, Warner MR. Técnica de ranhura sinusal para simplificação e melhor orientação de implantes dentários zigomáticos: uma nota técnica. Int J Oral Maxillofac Implants. 2000;15(6):889-93.

30. Aparicio C, Ouazzani W, Garcia R, Arevalo X, Muela R, Fortes V. Um estudo clínico prospetivo sobre implantes de titânio no arco zigomático para reabilitação

protética da maxila edêntula atrófica com um seguimento de 6 meses a 5 anos. Clin Implant Dent Relat Res. 2006 Sep;8(3):114-22.
31. Malo P, Nobre M de A, Lopes I. Uma nova abordagem para reabilitar a maxila severamente atrófica usando implantes ancorados extramaxilares em função imediata: um estudo piloto. J Prosthet Dent. 2008 Nov;100(5):354-66.
32. Candel-Martf E, Carrillo-Garcia C, Penarrocha-Oltra D, Penarrocha-Diago M. Reabilitação da Maxila Posterior Atrófica com Implantes Zigomáticos: Revisão. J Oral Implantol. 2012 Oct 20;38(5):653-7.
33. Landes CA, Paffrath C, Koehler C, Thai VD, Stubinger S, Sader R, et al. Implantes Zygoma para reabilitação protética do meio da face utilizando telescópios: acompanhamento de 9 anos. Int J Prosthodont. 2009;22(1):20-32.
34. Lopes LF dT. P, da Silva VF, Santiago JF, Panzarini SR, Pellizzer EP. Colocação de implantes dentários na tuberosidade maxilar: uma revisão sistemática. Int J Oral Maxillofac Surg. 2015 Feb;44(2):229-38.
35. Balshi TJ. Suporte de implante único, com tuberosidade-osseointegrada para uma prótese integrada em tecido. Int J Periodontics Restorative Dent. 1992;12(5):345-57.
36. Ridell A, Grondahl K, Sennerby L. Colocação de implantes Branemark na região do tubérculo maxilar: considerações anatómicas, técnica cirúrgica e resultados a longo prazo. Clin Oral Implants Res. 2009 Jan;20(1):94-8.
37. Bahat O. Implantes osseointegrados na tuberosidade maxilar: relatório de 45 pacientes consecutivos. Int J Oral Maxillofac Implants. 1992;7(4):459-67.
38. Park YJ, Cho SA. Análise retrospetiva de gráficos sobre a taxa de sobrevivência de acessórios instalados no osso da tuberosidade para casos com molares superiores unilaterais ausentes: um estudo de 7 casos. J Oral Maxillofac Surg Off J Am Assoc Oral Maxillofac Surg. 2010 Jun;68(6):1338- 44.
39. Venturelli A. Um protocolo cirúrgico modificado para colocação de implantes na tuberosidade maxilar: resultados clínicos aos 36 meses após carga com próteses parciais fixas. Int J Oral Maxillofac Implants. 1996;11(6):743-9.
40. Vrielinck L, Politis C, Schepers S, Pauwels M, Naert I. Planeamento baseado em imagens e validação clínica da colocação de implantes no zigoma e no pterigoide em pacientes com atrofia óssea grave utilizando guias de perfuração personalizados. Resultados preliminares de um estudo de acompanhamento clínico prospetivo. Int J Oral Maxillofac Surg. 2003 Feb;32(1):7-14.
41. Nocini PF, Albanese M, Fior A, De Santis D. Colocação de implantes na tuberosidade maxilar: a técnica de Summers efectuada com osteótomos modificados: Colocação de implantes na tuberosidade maxilar. Clin Oral Implants Res. 2000 Jun;11(3):273-8.
42. Araujo RZ, Santiago Junior JF, Cardoso CL, Benites Condezo AF, Moreira Junior R, Curi MM. Resultados clínicos dos implantes pterigóides: Revisão sistemática e meta-análise. J Cranio- Maxillofac Surg. 2019 Apr;47(4):651-60.
43. Graves SL. O implante de placa pterigoide: uma solução para a restauração da maxila posterior. Int J Periodontics Restorative Dent. 1994 Dec;14(6):512-23.

44. Tashi S, Purohit BS, Becker M, Mundada P. The pterygopalatine fossa: imaging anatomy, communications, and pathology revisited. Insights Imaging. 2016 Aug;7(4):589-99.
45. Nag PVR, Sarika P, Bhagwatkar T, Dhara V. Implante pterigoide: Opção para a reabilitação da maxila posterior atrófica.
46. George P, Kurtzman GM. Implantes pterigóides: considerações anatómicas e colocação cirúrgica. J Osseointegration. 2022 Mar 8;14(2):81-7.
47. Candel E, Penarrocha D, Penarrocha M. Reabilitação da Maxila Posterior Atrófica com Implantes Pterigóides: Uma revisão. J Oral Implantol. 2012 Oct 1;38(S1):461-6.
48. Valeron JF, Valeron PF. Resultados a longo prazo na colocação de implantes tipo parafuso na região pterigomaxilar-piramidal. Int J Oral Maxillofac Implants. 2007;22(2):195-200.
49. Krekmanov L. Colocação de implantes mandibulares e maxilares posteriores em pacientes com deficiência óssea grave: um relatório clínico do procedimento. Int J Oral Maxillofac Implants. 2000;15(5):722-30.
50. Temas UFO. Implantes na região pterigoide: uma revisão sistemática da literatura [Internet]. Pocket Dentistry. 2018 [citado 2023Jan21]. Disponível De:https://pocketdentistry.com/implants-in-the-pterygoid-region- a-systematic-review-of-the-literature/
51. Penarrocha-Oltra D, Candel-Martf E, Ata-Ali J, Penarrocha-Diago M. Reabilitação da Maxila Atrófica com Implantes Inclinados: Revisão da Literatura. J Oral Implantol. 2013 Oct 1;39(5):625- 32.
52. van Steenberghe D. Uma avaliação multicêntrica retrospetiva da taxa de sobrevivência de fixações osseointegradas que suportam próteses parciais fixas no tratamento do edentulismo parcial. J Prosthet Dent. 1989 Feb;61(2):217-23.
53. Shackleton JL, Carr L, Slabbert JC, Becker PJ. Sobrevivência de próteses fixas suportadas por implantes relacionada com o comprimento do cantilever. J Prosthet Dent. 1994 Jan;71(1):23-6.
54. DE VICO G, BONINO M, SPINELLI D, SCHIAVETTI R, SANNINO G, POZZI A, et al. Fundamentação para implantes inclinados: Considerações FEA e relatórios clínicos. Oral Implantol. 2012 Abr 15;4(3-4):23-33.
55. Clelland NL, Lee JK, Bimbenet OC, Brantley WA. Uma análise tridimensional de tensão de elementos finitos de pilares angulados para um implante colocado na maxila anterior. J Prosthodont. 1995 Jun;4(2):95-100.
56. ten Bruggenkate CM, Sutter F, Oosterbeek HS, Schroeder A. Indicações para implantes angulados. J Prosthet Dent. 1992 Jan;67(1):85-93.
57. Cortes-Breton Brinkmann J, Garcia-Gil I, Pedregal P, Pelaez J, Prados-Frutos JC, Suarez MJ. Comportamento clínico a longo prazo e complicações de implantes dentários intencionalmente inclinados em comparação com implantes rectos que suportam restaurações fixas: Uma Revisão Sistemática e Meta-Análise. Biologia. 2021 Jun;10(6):509.
58. Krekmanov L, Kahn M, Rangert B, Lindstrom H. Inclinação de implantes

mandibulares e maxilares posteriores para um melhor suporte da prótese. IntJ Oral MaxillofacImplants .
2000;15(3):405-14.

59. Comparação da perda óssea marginal e do sucesso dos implantes entre implantes axiais e inclinados em reabilitações maxilares do conceito de tratamento All-on-4 após 5 anos de seguimento - Hopp - 2017 - Clinical Implant Dentistry and Related Research - Wiley Online Library [Internet]. [cited 2023 Feb 22]. Disponível em: https://onlinelibrary.wiley.com/doi/abs/10.1111/cid.12526

60. EBSCOhost | 117486120 | Reabilitação Parcial com Implantes Inclinados Distalmente e Rectos na Maxila Posterior com Protocolo de Carga Imediata: Um estudo de coorte retrospetivo com 5 anos de seguimento. [Internet]. [cited 2023 Feb 22]. Disponível em: https://web.p.ebscohost.com/abstract?direct=true&profile=ehost&scope=site&authtype=crawler&jrnl=08822786&AN=117486120&h=VwO3rsiCQAf9oLpNvkvbPNOPYrdgHvbyad95n1n%2fJnK%2fqC64uZg5uYSPAAU8daJQdPRJ%2buyD%2fPIJCKvAp84SpA%3d%3d&crl=c&resultNs=AdminWebAuth&resultLocal=ErrCrlNotAuth&crlhashurl=login.aspx%3fdirect%3dtrue%26profile%3dehost%26scope%3dsite%26authtype%3dcrawler%26jrnl%3d08822786%26AN%3d117486120

61. Del Fabbro M, Bellini CM, Romeo D, Francetti L. Implantes inclinados para a reabilitação de maxilares edêntulos: uma revisão sistemática. Clin Implant Dent Relat Res. 2012 Aug;14(4):612-21.

62. Jain N, Gulati M, Garg M, Pathak C. Implantes curtos: Novo Horizonte na Implantologia. J Clin Diagn Res JCDR. 2016 Sep;10(9):ZE14-7.

63. Implantes dentários curtos no edentulismo parcial posterior: Um Estudo Multicêntrico Retrospetivo de Série de Casos de 6 Anos - Misch - 2006 - Journal of Periodontology - Wiley Online Library [Internet]. [cited 2023 Feb 27]. Disponível em: https://aap.onlinelibrary.wiley.com/doi/ abs/10.1902/jop.2006.050402

64. Shetty S, Puthukkat N, Bhat SV, Shenoy KK. Implantes curtos: Uma nova dimensão na reabilitação de maxilas e mandíbulas atróficas. J Interdiscip Dent. 2014 May 1;4(2):66.

65. Lum LB. Uma justificação biomecânica para a utilização de implantes curtos. J Oral Implantol. 1991;17(2):126-31.

66. 66. Tomasetti BJ, Ewers R, editores. Implantes curtos [Internet]. Cham: Springer International Publishing; 2020 [citado 2023 Jan 26]. Disponível em: http://link.springer.com/10.1007/978-3-030- 44199-9

67. Mankani N, Chowdhary R, Patil BA, Nagaraj E, Madalli P. Implantes dentários osteointegrados em crianças em crescimento: uma revisão da literatura. J Oral Implantol. 2014 Oct;40(5):627-31.

68. Himmlova L, Dostalova T, Kacovsky A, Konvickova S. Influência do comprimento e do diâmetro do implante na distribuição da tensão: Uma análise de elementos finitos. J Prosthet Dent. 2004 Jan 1;91(1):20-5.

69. Taxas de sucesso e insucesso de implantes de 9 mm ou mais curtos na substituição de molares maxilares em falta quando restaurados com coroas individuais: Resultados Preliminares de 0 a 84 Meses em Função. Um estudo retrospetivo - Fugazzotto - 2004 - Journal of Periodontology - Wiley Online Library [Internet]. [cited 2023 Feb 28]. Disponível em: https://aap.onlinelibrary.wiley.com/doi/abs/ 10.1902/jop.2004.75.2.327
70. Papaspyridakos P, De Souza A, Vazouras K, Gholami H, Pagni S, Weber HP. Taxas de sobrevivência de implantes dentários curtos (<6 mm) em comparação com implantes com mais de 6 mm em áreas posteriores do maxilar: Uma meta-análise. Clin Oral Implants Res. 2018;29(S16):8-20.
71. Malo P, De Araujo Nobre M, Rangert B. Implantes Curtos Colocados numa Fase em Maxilas e Mandíbulas: Um Estudo Clínico Retrospetivo com 1 a 9 Anos de Acompanhamento. Clin Implant Dent Relat Res. 2007;9(1):15-21.
72. Yang Y, Hu H, Zeng M, Chu H, Gan Z, Duan J, et al. As taxas de sobrevivência e os factores de risco dos implantes na fase inicial: um estudo retrospetivo. BMC Saúde Oral. 2021 Jun 9;21(1):293.
73. Schwartz SR. Implantes curtos. Dent Clin North Am. 2020 Abr;64(2):279-90.
74. Reich W, Schweyen R, Hey J, Otto S, Eckert A. Clinical Performance of Short Expandable Dental Implants for Oral Rehabilitation in Highly Atrophic Alveolar Bone: 3-year Results of a Prospective Single-Center Cohort Study. Medicina (Mex). 2020 Jul 3;56(7):333.
75. Influência do comprimento do implante e da ancoragem bicortical na distribuição de tensões no implante - Pierrisnard - 2003 - Clinical Implant Dentistry and Related Research - Wiley Online Library [Internet]. [cited 2023 Mar 4]. Disponível em: https://onlinelibrary.wiley.com/doi/ 10.1111/j.1708-8208.2003.tb00208.x
76. Reich W, Schweyen R, Heinzelmann C, Hey J, Al-Nawas B, Eckert AW. Novos implantes dentários curtos expansíveis em situações com altura óssea vertical reduzida - nota técnica e primeiros resultados. Int J Implant Dent. 2017 Dec;3(1):46.
77. Sharma R. Implantes basais - uma modalidade de tratamento alternativo para os dentes de leite atrofiados. Int J Res Dent. 2016 Sep 5;6:60-72.
78. Pathania N, Gill HS, Nagpal A, Vaidya S, Sailo JL. Implantes basais - Uma bênção para rebordos atrofiados. IP Ann Prosthodont Restor Dent. 2021 Feb 15;7(1):16-21.
79. Implantes basais - desvantagens, problemas, riscos e complicações [Internet]. [citado 2023 Mar 5]. Disponível em: https:// aleksandarvalev.com/en/basal-implants-disadvantages- problems-risks-and-complications/
80. Thakur P, Kalra T, Kumar M, Bansal A, Malik S. Implante basal: Um remédio para restaurar os rebordos alveolares reabsorvidos. Dent J Adv Stud. 2021 Ago;9(02):61-5.
81. Patel K, Madan S, Mehta D, Shah SP, Trivedi V, Seta H. Implantes Basais: Um ativo para a reabilitação da mandíbula maxilar e mandibular reabsorvida atrofiada - Um estudo prospetivo. Ann Maxillofac Surg. 2021;11(1):64-9.

82. Principles of BOI: Clinical, Scientific, and Practical Guidelines to 4-D Dental Implantology | SpringerLink [Internet]. [cited 2023 Mar
5] Disponível em:
https://link.springer.com/book/10.1007/b138420
83. IMPLANTES BÁSICOS OSSEOINTEGRADOS [Internet]. [cited 2023 Mar5]. Availablefrom :
http://www.ijahs.com/abstract.php?id=basal-osseointegrated- implantes
84. Rs Y. Uma alternativa aos implantes dentários convencionais: Implantes Basais. 2015;(2394).
85. Otoum A, Bsoul T. IMPLANTOLOGIA DE PARAFUSO BÁSICO SEM LIFTING DE SINUS. Em 2014 [citado 2023 Mar 5]. Disponível em: https://www.semanticscholar.org/paper/BASAL-SCREW- IMPLANTOLOGY-WITHOUT-SINUS-LIFTING-Otoum-Bsoul/d5cf215e2dd12fda04ae9943302d60a09871dab2
86. Khairnar M, Gaur V. Evidência de formação óssea no pavimento nasal em torno de implantes de parafuso bi-cortical de superfície polida após elevação nasal indireta num maxilar atrofiado: relato de caso baseado em tomografia computorizada de feixe cónico. J Indian Soc Periodontol. 2015;19(2):236-8.
87. Stefan I. Comparação de implantes basais e crestais e o seu modo de aplicação. 2009;36-46.
88. Diederich H. Immediate Loading of an Atrophied Maxilla Using the Principles of Cortically Fixed Titanium Hybrid Plates (Carga imediata de uma maxila atrofiada utilizando os princípios das placas híbridas de titânio fixadas corticalmente). Adv Dent Oral Health [Internet]. 2017 Jan 4 [citado 2023 Mar 5];3(3). Availablefrom : https://juniperpublishers.com/adoh/ADOH.MS.ID.555612.php
89. Sabnis R, Lokare S, Rao SJ, Thakur D, Patel M. Hemolacria e epistaxe como complicação do implante de osso basal. J Dent Implants. 2019 Jul 1;9(2):87.
90. Bruce Martin R, Burr DB. A hypothetical mechanism for the stimulation of osteonal remodelling by fatigue damage. J Biomech. 1982 Jan 1;15(3):137-9.
91. Balkin B. Implantodontia: visão histórica com perspetiva atual. J Dent Educ. 1988;52(12):683-5.
92. Rams TE, Balkin BE, Roberts TW, Molzan AK. Microbiological Aspects of Human Mandibular Subperiosteal Dental Implants (Aspectos microbiológicos dos implantes dentários subperiosteais mandibulares humanos). J Oral Implantol. 2013 Dec 1;39(6):714-22.
93. Sconzo J. O implante subperiosteal mandibular completo: Uma visão geral da sua evolução. J Oral Implantol. 1998 Jan;24(1):14-5.
94. Kay JF, Golec TS, Riley RL. Implantes dentários subperiosteais revestidos a hidroxiapatite: Fundamentação do desenho e experiência clínica. J Prosthet Dent. 1987 Sep;58(3):339-43.
95. Pj B, Ra J. Avanços na reconstrução subperiosteal de implantes. Dent Clin North Am [Internet]. 1986 Abr 1 [cited 2023 Mar 5]; Availablefrom :

https://www.semanticscholar.org/paper/Advances-in- subperiosteal-implant-reconstruction.-Pj- Ra/454e99245422ecca1c583bf9728a561a56f482ed
96. Golec TS. Imagiologia de diagnóstico multiplanar CAD-CAM para implantes subperiosteais. Dent Clin North Am. 1986 Jan;30(1): 8595.
97. Yanase RT, Bodine RL, Tom JFMD, White SN. A prótese de implante subperiosteal mandibular: Um estudo prospetivo de sobrevivência. J Prosthet Dent. 1994 Abr;71(4):369-74.
98. JOMI em CD-ROM (1997 © Quintessence Pub. Co.), 1986 Vol. 1, No. 1 (11 - 25): A Eficácia a Longo Prazo dos Imp. Dentários Atualmente Utilizados 1997;1(1).
99. Bailey JH, Yanase RT, Bodine RL. A prótese de implante subperiosteal mandibular: Um estudo de catorze anos. J Prosthet Dent. 1988 Sep;60(3):358-61.
100. Mapkar MA, Syed R. Revisitando a prótese de implante subperiosteal maxilar: Um estudo de caso. J Dent Implants. 2015 Jul 1;5(2):113.
101.

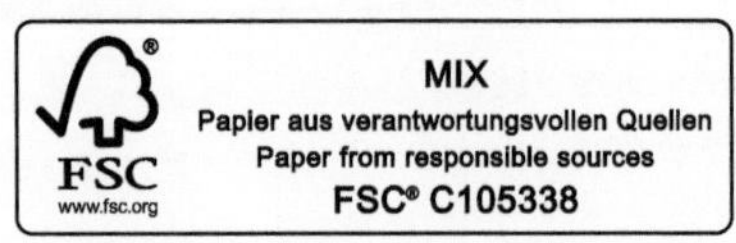

Printed by Books on Demand GmbH, Norderstedt / Germany